U0048889

HEALING from the SOURCE
THE SCIENCE AND LORE OF TIBETAN MEDICINE

達賴喇嘛的御醫
告訴你治病在心的藏醫學智慧

益西・東登 醫師 Dr. Yeshi Dhonden ◎著
艾倫・華勒士 B. Alan Wallace ◎英譯＆彙編

普賢法譯小組 ◎中譯

目錄

第三部

從根源療癒 151

作者致謝

首先，我想向第十四世達賴喇嘛尊者致謝。由於他致力讓全世界認識西藏的文化與傳統，而使藏傳佛教與藏醫學得以弘揚廣傳。

我也想感謝我的師長，敬愛的欽饒・諾布醫師（Venerable Dr. Khyenrab Norbu，一八八三年～一九六二年）。他是第十三世達賴喇嘛的御醫，也是第十四世達賴喇嘛在西藏時的御醫。他在西藏建立並發展藏醫曆算院（門孜康 Men-Tsee-Khang）。

在此特別感謝所有協助完成本書的人：謝謝艾倫・華勒士（Alan Wallace）的卓越才能，以及他想讓這些古老教授在現代西方國家流傳的決心；謝謝那些謄寫與編輯這些講座的人，包括丹增・達帕醫師（Dr. Tenzin Dhakpa）、瑪莎・伍爾夫醫師（Dr. Marsha Woolf）及其他人士。

我也要感謝印度診所的同事：洛桑・丹增醫師（Dr. Lobsang Tenzin），他伴隨我已三十五年，是我的侍者、主要藥劑師，也是診所的主任。他在印度的服務不僅珍貴無價，多年來更陪伴我前往美國。我們於一九八〇年在維吉尼亞大學一同進行研究，目前則在加州大學舊金山分校進行一項由美國食品藥物管理局（FDA）核可的正式臨床試驗。

我也想向其他夥伴們致謝：敬愛的倫珠．耶喜（Venerable Lundup Yeshi）、曲培．格桑（Chomphel Kalsang）、洛桑．尊珠（Lobsang Tsundu），以及擔任我們在印度與美國進行臨床試驗時的口譯，格桑．卓瑪女士（Ms. Kalsang Dolma）。

最後，我想感謝瑪莎．伍爾夫醫師。多年來，她是我在美國的計畫協調者。我們在發展臨床試驗時，她也擔任對外聯絡、合作夥伴及臨床醫療主任。

益西．東登醫師（Dr. Yeshi Dhonden）

尋醫記

採訪　顏洳鈺

今年高齡八十九歲的益西・東登醫師在達蘭薩拉的麥克羅岡基（McLeod Ganj）小鎮，每星期日到星期五、早上九點至下午一點，爲四十五位病人診病。病人必須預先到診所附近的阿育王旅館領取號碼。運氣好的，幾天之內就能見到東登醫師，否則有可能要等超過一個月。

所謂的運氣，應該說是毅力。

號碼是早上十點才分發，但一大早，阿育王旅館旁寬度不超過一米的小巷，已擠滿了超過五十米的人龍！擁擠的小巷裡，牆壁上都是痰的痕跡，空氣中也瀰漫著一股尿騷味，或許是野狗撒的尿，或許是人尿。

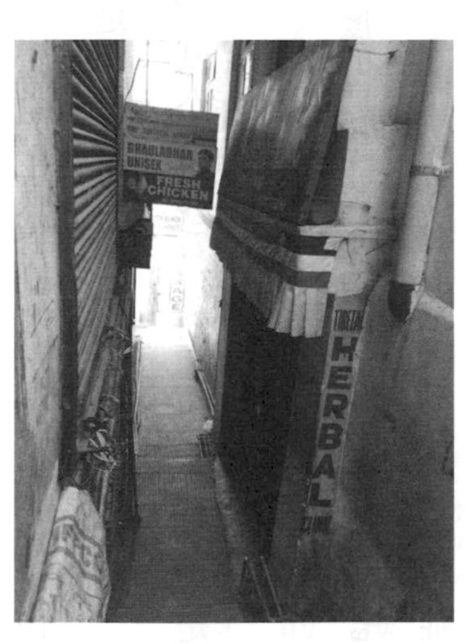

益西・東登醫師的診所位於麥克羅岡基一條不起眼的小巷裡。

他把尿倒掉，沖洗杯子一遍，再讓下一個病人把尿液倒進杯裡。整個過程快速利落。東登醫師一次檢查十來個病人的尿液樣本，卻完全沒用紙筆記錄任何東西，全都記在腦袋裡。

接著，病人再依次序進入診療室，讓東登醫師把脈。如果病人嘗試解釋，醫師還會像教訓小孩般的說：「別這麼多話！我都知道！看你的尿就知道了！」

如此精準的診斷，不禁讓人猜測東登醫師是否有神通？

「這可是累積了七十年的診病經驗，

Dr Yeshi Dhonden with Dr Herbert Benson
at Beth Israel Hospital. U.S.A

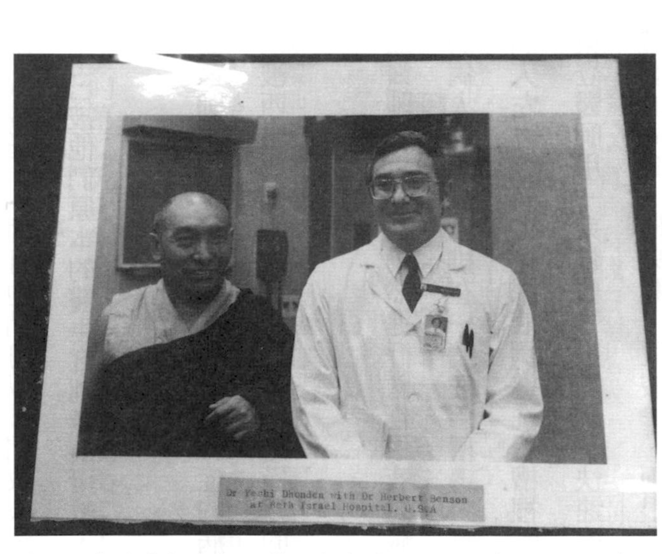

益西・東登醫師與賀伯特・本森醫生合照於美國貝絲以色列醫院（Beth Israel Hospital）。

哪有什麼神通？」東登醫師揮一揮手，毫不在乎地回答。

然而，無論病人的耐心與信心有多強烈，醫師的醫術有多高明，終究敵不過業力。有些病人好不容易等到見東登醫師的那天，在抵達診所的那一刻卻突然往生。也有看完病，一踏出診所就往生的不幸事件。

「相信業力也好，不相信也好，我們一樣都是人，都逃不過業力。」東登醫師解釋道：「如果疾病是前世的惡業造成的，其實吃什麼藥都沒用，甚至連佛陀也無計可施。」話雖如此，老醫師還是會私下為重病患者祈禱及迴向。

至於東登醫師的養生之道，他簡單地說：「保持心情輕鬆。」這該如何做到呢？「別人對你說了難聽的話，你別對他生氣啊！」老醫師繼續說：「你應該思維那個人多可憐呀！他正被自己的煩惱所折磨呢！」

輕描淡寫的幾句話，卻已顯示了這位年邁醫師的智慧與慈悲心。

英譯者序言

艾倫・華勒士

益西・東登醫師於一九二七年出生在西藏首府拉薩。六歲入學，兩年後受沙彌戒。九歲開始研習藏醫學的初步基礎，十三歲正式進入拉薩的藏醫曆算院，於藏醫大師欽饒・諾布的座前學習長達五年。十八歲到二十二歲之間，他實習行醫。接下來十年，他以巡迴醫師的身分行醫，足跡遍布西藏。一九五九年，藏人反抗共產黨入侵，東登醫師與十萬名藏人逃亡印度。一九六一年，他擔任達賴喇嘛的御醫，任職共計十八年。一九六二年，他在印度達蘭薩拉重建了藏醫曆算院（門孜康）並任職至一九六九年，之後再回歸私人執醫生涯。他著有《身心平衡・健康之道》（*Health Through Balance*，暫譯），是介紹藏醫學的英文書籍中最重要的著作。今日，東登醫師爲世上最負盛名的藏醫師之一。

在編輯這些教授時，許多人志願奉獻他們的時間與專業。我要感謝舊金山灣區的朋友們，他們謄寫了東登醫師的講座，特別感謝琳恩・奇羅洛（Lynn Quirolo）堅定不移的無私奉獻。感念瑪莎・伍爾夫醫師、大衛・莫克（David Molk）、羅倫・大衛森（Loran Davidson），以及卡拉・法蘭（Kara V. Frame）協助整理手稿。我想特別感謝印度達蘭薩拉藏醫曆算院的丹增・達帕醫師，他仔細閱讀了全書手稿，給予許多無價的修正與意見。

最後，我想感謝邦姆基金會（Balm Foundation）慷慨支持本書的彙編。

【導言】

藏醫學簡史

根據傳統，藏醫學的根本論典可上溯至釋迦牟尼佛，源遠流長，並非近期的發明。佛教在第二十八任藏王拉托托日・年贊（King Thothori Nyentsen，生於公元三六七年？）統治期間傳入西藏。當時一個裝著與觀世音菩薩相關的《大乘莊嚴寶王經》（*Karaṇḍavyūha-sūtra*，亦名《寶篋經》）的匣子，以及一座金色的佛塔從天而降，落在西藏首座王宮雍布拉康（Yumbu Lagang）的屋頂①。現今所謂的藏醫學也是在拉托托日・年贊統治時期傳入西藏。在菩提迦耶，證悟悲心的女性化身度母於畢吉・噶傑（Biji Gadjé）及其女伴碧拉・噶澤（Bihla Gadzey）這兩位醫師的淨相中示現，囑咐他們前往西藏行醫並教授醫學。兩人便從印度來到西藏，在拉托托日・年贊的宮廷中行醫。之後許多世代，此醫藥體系均在師徒之間口耳相傳，並未形諸文字。

拉托托日・年贊王將其中一位女兒益綺・羅查（Yikyi Rölcha）許配給在西藏行醫二十四年的畢吉・噶傑。他們產有一子，敦吉・托卻（Dunggi Thorchok），名字是來自其盤旋於頂髻的白髮。接下來七代的子嗣都名爲洛珠（Lodrö），並擔任御醫。第七位是洛珠・賢彥（Lodrö Shenyen），爲松贊・干布王之父的御醫，其子瓊布（Khyungpo）則成爲松贊・干布王（King Songtsen Gampo，公元六一七～六五〇年）的御醫。藏醫學首先在松贊・干布王在位時形諸文字。瓊布之子德傑・金剛（Drejey Vajra）三度親赴印度以接受醫學訓練，其子玉妥・雲登・貢布（Yuthok Yönten Gönpo）亦三度親赴印度習醫。玉妥・雲登・貢布擔任赤松・德眞王（Trisong Detsen，公元七四二～七九七年）的御醫，享壽一百二十五歲。赤松・德眞王在位期間，藏醫學首度在藏地普傳②。

編按：註號○為原註；◎為英譯註；●為中譯註。

①藏人視自己為獨立國家並依王室血統而追溯其歷史至二千一百二十三年前。以下除非特別指明，註腳都是來自東登醫師的講授。

②西藏王室傳承系譜：從松贊・干布傳給芒松・芒贊（Mangsong Mangtsen），傳給赤德・祖贊（綽號梅阿炯 Me Agtsom），再傳給赤松・德真。

赤松．德眞王於八世紀晚期，把佛教從印度帶入西藏，並成立第一座佛教寺院——桑耶寺。他是西藏諸王之中最重要的一位。他在位期間，大量梵文經典在桑耶寺被翻譯爲藏文。這些作品揭示了整體佛教傳統，包含了佛教僧團戒律的基本教授、記載於佛經的大量佛陀教言、展示金剛乘秘密教授的大量密續，以及古典印度佛教文化的其他學科。這標誌了佛教在西藏的第一波興盛期。

十一世紀，土耳其的伊斯蘭教徒入侵印度，焚燒佛教及其醫藥傳統典籍，並摧毀佛教寺院。大部分已被譯爲藏文的佛教醫學典籍，其梵文原本從此佚失。由於近來對印度佛教文獻的興趣重燃，在瓦拉納西及其他印度大學的印籍與藏族學者正攜手合作，試圖由精確的藏譯本重編印度典籍的梵文原本。

這些法教的源頭皆爲釋迦牟尼佛。他三十五歲時在北印度菩提迦耶證悟，並對五位弟子初轉法輪，教導四聖諦，建立了所有教法的架構。往後多年，佛陀教授無數，包括最基礎的戒律與金剛乘最秘密的教法。在佛陀所教授的經典與密續之中，不少都與醫藥相關。

在無量劫之前，醫王佛（Buddha Vaidyarāja）出興於世，教授無數，是教導《四部醫典》（或稱《醫方四續》，*The Four Tantras*）的第一位導師。釋迦牟尼佛保存了醫王佛的這些教法，並在瓦拉納西教導。印度的佛教學者世親在著作《毘婆沙藏》（*Vibhāṣākośa*）中，提到釋迦牟尼佛在色界四禪天的善見天（Sudarśana）化身爲醫王佛，教授《四部醫典》的八大醫藥分支。佛陀在此淨相中示現爲醫王佛，從頂嚴化現出毘盧遮那佛，象徵法界體性智。從喉間化現出阿彌陀佛，象徵妙觀察智。從心間化現出不動佛，象徵大圓鏡智。從臍間化現出寶生佛，象徵平等性智。從密處化現出不空成就佛，象徵成所作智。

接著從他的舌間放出光芒，清淨了一切眾生的語染污，在收攝光芒時，放射出了佛的語化身，也就是瑪納西嘉仙人（Ṛṣi Manasija），其具有阿彌陀佛與妙觀察智的本性。瑪納西嘉仙人向醫王佛繞行三匝，請求他教授《四部醫典》。

爲什麼佛本身還需要他的化現來請法呢？這是因爲在那時，佛的身旁雖有四類弟子圍繞：天人（devas）①、仙人（ṛṣis）②、佛教徒（內道）及非佛教徒（外道），但他們並無

①藏文 lha，「啦」。輪迴中的「神」，他們享有大樂與神通，但死亡時受苦甚劇。

②藏文 drang srong，「躺松」。已有成就的禪修者。

勇氣請求醫王佛給予這些醫學教授，因此瑪納西嘉仙人便向醫王佛請求賜予這些醫藥密續。

醫王佛應瑪納西嘉仙人的請求，從心間化現出不動佛，教授《四部醫典》的首部，也就是《根本續》（*The Root Tantra*）。然後從頂嚴化現出毘盧遮那佛，教導《四部醫典》的第二部，也就是《論述續》（*The Explanatory Tantra*）。接著，他從臍間化現出寶生佛，教導《口訣續》（*The Oral Instruction Tantra*）。最後，他從密處化現出不空成就佛，教導《後續》（*The Final Tantra*）。醫王佛雖以一音說法，四類弟子隨其根器各自得解。因此天人根據他們所聽到的教法，形成自己的傳承；仙人有著自己的傳承，佛教徒與非佛教徒也有各自的傳承。

問答

問：藏醫學源自印度，必然和印度阿育吠陀醫學關係密切，甚至系出同源。若是如此，現在這兩個醫學傳統的相互關係爲何？

答：這兩個傳統的確共享同一源頭。當佛陀教導《四部醫典》時，仙人所領受及詮釋的教法成爲阿育吠陀體系。當然，在佛陀出世之前，印度早有成熟的醫藥傳統。同樣的，西藏在此醫藥傳統傳入之前，本來也有自己的醫學。兩者的醫藥歷史均可上溯至非常久遠的年代之前，但都深受佛陀教法的啓發。然而，印度先後被伊斯蘭教徒及英國控制，期間，大部分的阿育吠陀知識、文獻及現存傳統都佚失了。相形之下，在土耳其入侵印度之前，藏人已將印度佛教醫學傳統融入自身文化；而且直到中國共產黨侵佔西藏之前，藏醫學都未受到任何勢力所壓迫。當前的阿育吠陀與藏醫學有許多共同之處，比如在藥方中所用的成分，但這兩者也存在許多重大的歧異。

問：據我所知，藏文的文字是爲了翻譯佛陀教法而發展出來的，那些包括靈性教法與醫療教法。若是如此，將梵文典籍翻譯爲藏文的過程是否相當直截了當？那是否可藉藏文譯本來重新編寫已經佚失的梵文原始文獻？

答：首先，你的假設相當正確。公元七世紀，松贊．干布王從宮廷派遣一批人到印度，命令他們創造藏文文字，以利將佛教文獻從梵文翻譯爲藏文，這些人當中包括著名的吞彌・桑布札（Thönmi Sambhoṭa）。吞彌・桑布札依據梵文創造了藏文字母與文法。這使梵文藏譯的過程變得十分直截了當。長久以來，古梵文與古印度日常用語被翻譯爲各種語言，包括中文、藏文等。一般而言，從學術觀點來說，由於中文和古典印度語言完全不同，而且毫無關係，因此藏譯比中譯更貼近原始的印度文獻。古典藏文與梵文的相似度，也使我們能根據藏譯版重新編寫梵文文本。但要注意的是梵文文法比藏文複雜許多，從藏譯版重新編寫梵文經典，並非毫無阻礙。不過，整體而言，梵文的藏譯是非常精確的。

來講一件有趣的事，我大約九、十歲，還是個男孩的時候，我的老師，一位老僧人，給我看一個古老的藏文字母，他說那個字母在吞彌・桑布札創造今日使用的藏文字母之前就已存在。我從沒見過任何與此古老字母類似的文字，它迥異於梵文或中文。其方塊形狀，有點像我後來才見到的某些近東語言中的楔形文字。

問：藏醫與中醫之間有任何的歷史關聯嗎？

答：這可是大哉問啊。簡言之，中醫與藏醫在其源頭、理論與實踐上都有極大歧異，這和阿育吠陀與藏醫學之間的關係完全不同。

但許多世紀以來，由於中國朝廷和世代藏地大師之間的君王與國師關係，中國皇帝邀請大喇嘛與醫師從西藏入朝。如此一來，許多藏族知識被中國人吸收，無疑會在某程度上影響到中醫。晚近中國共產黨入侵西藏，在藏族文化中，藏醫學是中國尊重且協助保存的一部分。因此，現在中國再度依據藏醫配方製作藏藥，並當成中藥在中國與海外販售。

任何能閱讀藏文的人都可以確定，在數千卷藏藥典籍中，絕大部分都是來自早期的梵文經典。西藏的醫學論典通常會在卷首禮敬佛陀，視佛爲此傳統的源頭。在藏譯醫療典籍中，我只看過一部很短的論典是由中文翻譯而來，只有十五或十六個偈頌，其餘均譯自梵文。

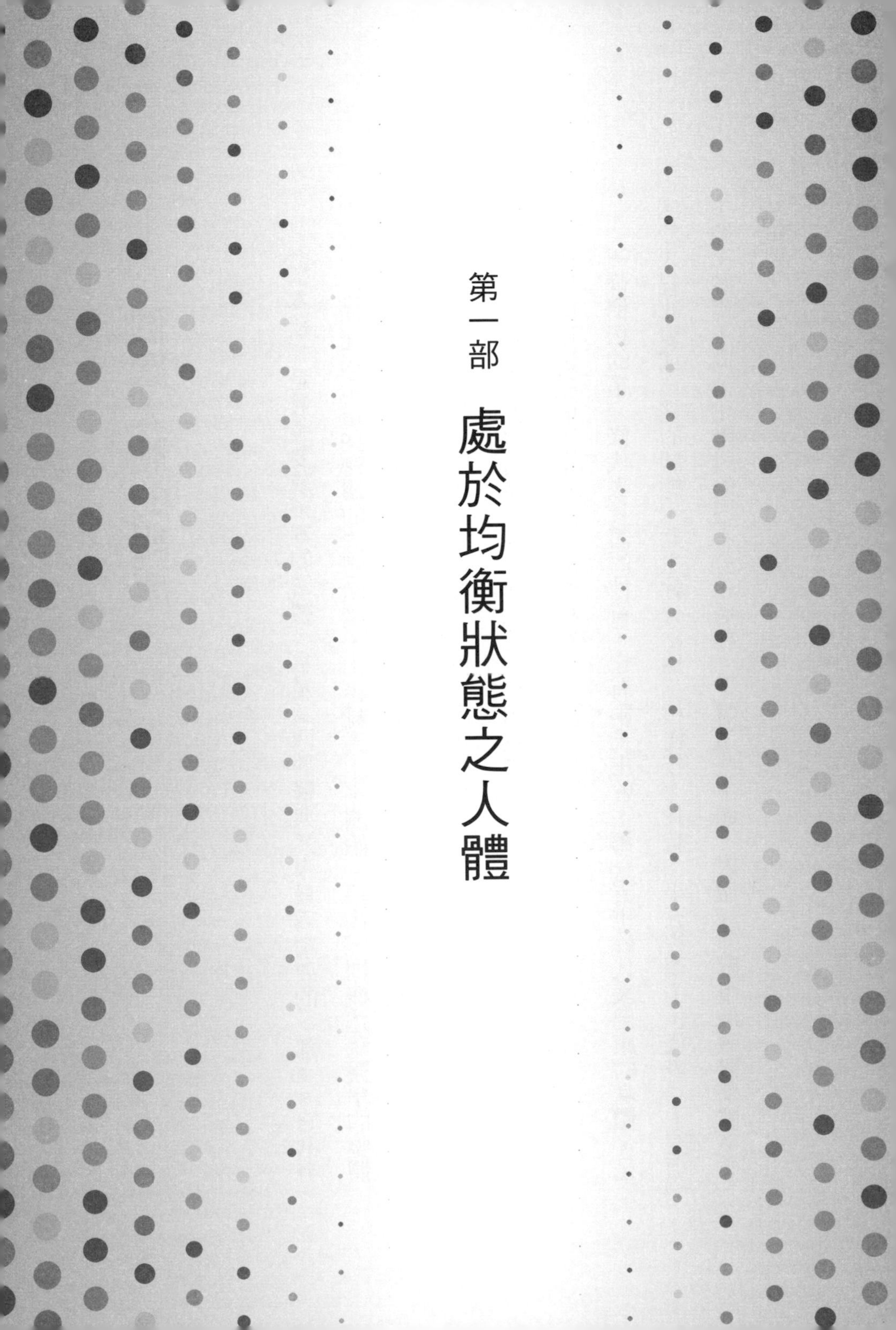

第一部

處於均衡狀態之人體

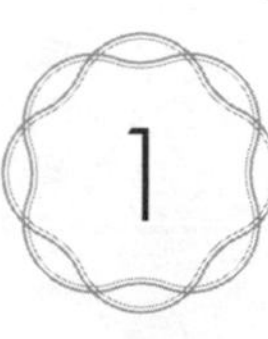

1 健康人體的組成

《根本續》是最主要或根本的密續，也是《四部醫典》中最爲精要的一部①。它共有六章，從描述揭示這些密續的周遭環境——善見天——開始。隨後，則概述藏醫學的整體領域。這部密續的六章和整體藏醫學的核心隱喻相應。該隱喻提及一棵醫藥之樹，其具有三條樹根、九支主幹、四十七根樹枝、二百二十四片葉子、兩朵花兒及三顆果實，各自呼應藏醫學體系中的某些特定主題。與二花三果相應的主題，講的是在藏醫傳統中完全嫻熟精通的醫師所成就的專業特質與靈性特質。

三條樹根的第一條代表身體的性質，它有兩支主幹，第一支主幹代表健康的身體，是處於未經改變或自然的狀態。此主幹分岔爲三根樹枝，長有二十五片葉子，代表二十五項主題，解釋不同消化階段的逐步分化過程。了解這些主題，對徹底理解整個藏醫學體系非常重要。

《根本續》不易理解，它非常複雜且十分隱晦，每一短章節都包含了許多資訊。因此閱讀起來就像是一疊列表，實際上並沒有任何解釋。在這些講授之中，我將先討論未經改變或健康的身體，這與醫藥之樹第一支主幹的二十五片葉子相對應。我將引用《四部醫典》的各部來解釋關於這二十五個主題的關鍵資料。一旦概述了健康身體的要素，我將討論疾病的性質與成因（以醫藥之樹的第二支主幹代表），這包括心的作用及特定的致病心理過程。我將特別解釋三種心毒——執著、瞋恨與妄念，以及這三毒如何擾亂身體和三種體液之平衡而導致各種疾病。當今，由於西藏和現代世界的接觸，藏醫學的教授方式有了很大的進展。過去，醫科學生必須大量死記硬背且不知道自己在背些什麼。但如今傳統課本已作了修訂，學生因此可以較快地掌握其意義②。

---

①藏醫學的四部主要論典稱為「續」（tantras），是佛教金剛乘的經典。「根本」是指主要或基本的論典，通常需要註釋才能正確理解。

②東登醫師在此系列講座中所使用的現代教科書之一，是由洛桑滇津（Blo bzang bstan 'dzin）所著的三冊《藏醫教本》（*Bod kyi gso rig slob deb*，音譯：頗幾梭日洛疊）（Dharamsala: Bod gzhung sman rtsis khang gso rig mtho slob sde tshan）。

這二十五個主題的綜合介紹，解釋了許多身體過程，如四肢的收縮與伸展、雙眼的張開與闔起等等。當我們了解各種體液，也就是風體液、膽體液及涎體液在身體健康時如何運作，就能了解體液如何致病。之後，便可探索各種疾病的基本成因及助緣。

醫藥之樹的第一條樹根、第一支主幹上的二十五片樹葉所象徵的二十五個主題，包括：

A 七種人體物質基礎

1. 精華
2. 血液
3. 肌肉
4. 脂肪
5. 骨骼
6. 骨髓

7. 生殖物質

B 三種排泄物

1. 糞
2. 尿
3. 汗

C 五種風體液

1. 持命風
2. 上行風
3. 遍行風
4. 伴火風
5. 下行風

D 五種膽體液

1. 能消膽
2. 變色膽
3. 能作膽
4. 能視膽
5. 明色膽

E 五種涎體液

1. 能依涎
2. 能化涎
3. 能味涎
4. 能足涎
5. 能合涎

風、膽、涎三種體液的起源與性質，在《根本續》中並未詳加解釋，但為了清楚說明，現在稍加介紹，或許會有些助益。

地球上一切胎生動物的肉體，都是由五大元素構成：地大（堅性）、水大（濕性）❶、火大（熱性）、風大（動性）及空大。其他生命形態，如花朵，也包含這些元素。地大是花朵生長的基礎。水大提供植物內的濕性與流動性。火大提供暖熱，使花朵得以成熟。風大令一切生物生長——無論是花朵或胎生動物。最後，空大提供空間向度，使生長得以進行。若無空間，就沒有能成長的地方。以上是五大的作用。

涎有地大與水大的力量，膽有火大的力量，風使體內的血液及呼吸得以運轉。體內的各種腔室證明空大存在，如鼻孔、耳竅等。稍後將更仔細地討論五大。

如果接受的是正式、傳統的藏醫訓練，在得到任何講解前，必須先背誦《根本續》裡一大篇的主題列表。其後，只有在接受《口訣續》及其他兩部密續的指導時，才會指出那

❶原文為 fluidity（流動性），不過水大的特性是濕性。

些名相與主題的含意。但我現在會解釋一些基本的名相與概念。

五種風體液的位置如下：

風	位置
持命風	頭頂
上行風	胸部
遍行風	心間
伴火風	大腸
下行風	會陰

依據醫學密續，持命風位於頭頂，遍行風位於心間。但依據許多其他的金剛乘密續，如《密集根本續》（*Guhyasamaja-tantra*），遍行風位於頭頂，持命風位於心間。兩者的位置相反。

有趣的一點是，遍行風的作用是控制一切身體的移動，包括四肢的伸展與收縮、行走等。遍行風位於頭頂，大約對應於腦部。而西方醫學認爲腦部是控制身體移動的中心。依據整體的金剛乘佛教，持命風位於心間。況且，當藏人提到持命風失調時，總是指心，這是我們感覺到失調的所在處，其症狀如滯重、心悸、心跳震顫等。因此，縱使醫學密續表示持命風位於頭頂，藏醫診治時則會認爲持命風位於心間。所以理論和實際診斷還是有些不同。

那爲何在談到遍行風位於頭頂及持命風位於心間時，藏醫傳統卻不遵照其餘的密續呢？原因是所有的藏醫文獻都一致堅持這兩種風的相反位置。藏醫學典籍包括了教傳（kama，佛陀所教導的經典），以及伏藏（terma，由蓮花生大士那般的大師隱藏起來，之後在適當時才被揭露）。長久以來，藏醫學的五個傳承逐漸發展，可回溯到大譯師毘盧遮那、蓮花生大士、玉妥・雲登・貢布、仁欽・桑波（Rinchen Zangpo）及伏藏師札巴・翁喜（Tertön Drapa Ngönshey），後者取出了《四部醫典》的伏藏。在藏醫學發展過程中，這些大師彼此間並沒有什麼接觸。由於這些傳承的著作都表示遍行風位於心間，持命風位於頭頂，因此沒有哪位藏人有勇氣加以反對。

現在我想談談人體內兩種容易受損的成份：人體物質基礎①，以及體內的致病元素，也就是體液。這兩者相互依存。若體內沒有能致病的元素，就不會有病症。若沒有致病元素，也不會有任何部位受到影響。這是人體的特性。人體有十種被致病元素，包括以下的七種人體物質基礎及三種排泄物：

1. 精華
2. 血液
3. 肌肉
4. 脂肪
5. 骨骼
6. 骨髓
7. 生殖物質（精子與經血或卵子）②
8. 糞
9. 尿

10. 汗

身體的致病元素是三種體液：

1. 風
2. 膽
3. 涎

以上十種人體的特性及三種致病元素相互依存，是人體形成、維持與最終死亡的基礎。

---

①「人體物質基礎」（bodily constituents），藏文 lus zungs，「旅松」，意即「維持人體的成分」，是維持整個人體的基礎。

②藏文 khrag，「踏」，意即「血」，指的是經血，但東登醫師根據現代醫學將這個字現代化，稱之為卵子。

我現在會談談處於健康狀態的身體。只要身體是健康的，也就是未經改變的狀況，這三種致病元素或體液支持人體，爲人體的維持與生命力進行各種必要的功能。另一方面，當身體處於不健康、被改變的狀態，三種體液就成爲致病之因，造成各類疾病，最終導致身體的分解——死亡。

與二十五片象徵性葉子相對應的二十五種身體成份，先就身體處於健康狀態的背景來說，此時尚不談及它們與疾病性質與起源的關聯。人體的十個特性如何致病，取決於這四個層面的過程：㈠消化暖、㈡消化過程中飲食的轉化、㈢消化的結果、㈣消化過程的結束。人體的七種物質基礎也分爲兩種：精華及殘餘。進一步的細分，則針對每一種物質基礎，如血與肉，各自再分出精華（較細微的部分）及殘餘（較粗糙的部分）。繼最初的消化過程之後，其餘的物質基礎之精華及殘餘也逐漸被分離。消化暖是在消化過程中轉化飲食的主要基礎。

讓我們簡要地檢視七種人體物質基礎及三種排泄物的功能。血液來自我們攝取的飲食精華，其作用是提供人體濕度，對維繫生命力有根本的重要性，並使肌肉生長、身體充實。脂肪可潤滑身體。骨骼的作用是提供身體堅硬性與結構。骨髓能提供人體生命精華，與人體的活力有密切關聯。生殖物質（精子與卵子）具備兩種作用：使身體具有光澤，並且為生殖之所需。

關於三種排泄物，糞的功能是保留腸道中的殘餘，因此尚未完全消化的食物不會過早排出，消化完畢後即排出人體。尿液對液體排泄物來說，也有類似的雙重作用。最後，汗液也有雙重作用：使皮膚柔潤，並支持毛髮的生長與保養。

七種人體物質基礎的次序與消化過程的進展有直接關聯。當我們攝取飲食時，需要耗費六天才能完全消化，並產生七種人體物質基礎。在消化的首日，精華和血液就產生了。血液的精華產生肌肉；肌肉產生脂肪；脂肪產生骨骼；骨骼產生骨髓；最後，骨髓產生生殖物質。從我們攝取飲食開始，需要耗費六日以產生生殖物質。

一般而言，藏藥不會立刻見效，原因是藥物必須經由上述整體消化過程才能被吸收。因此，通常在開始服用藏藥六天後，才得以見效。相形之下，現代藥物往往成效迅速，意味著現代藥物並未經過整體消化過程就被吸收。此外，當人攝取天然或人造毒藥時，往往在一小時或更短的時間內就對人體造成傷害，這也是由於它們並未經過完整的消化過程。

回顧人體的十種特性之功能：精華有造血功能，血液能滋養一切體內的濕潤成分，也是生命力的主要支柱。全身的肌肉——包括外在、內在、外內之間——就如同建築物的灰泥。脂肪潤滑身體的一切部位。骨骼就如同建築物的樑柱，支撐牆壁與屋頂。骨髓的主要功能是提供生命精華。根據藏醫學，生殖物質遍布全身，因此大體上僅僅對應於精卵。生殖物質使身體具有光澤，對胚胎在子宮內的成形扮演著關鍵作用。糞便位於大腸及直腸，它阻擋大腸，使食物殘餘被進一步吸收，轉化爲糞便之後再排出。液體殘餘主要貯存在腎臟，如同糞便的功能在於保留未完全消化的食物，尿液也有類似功能，保留液體殘餘直到其養分被完全吸收。汗液的功能是使皮膚柔潤，支持毛髮生長，也能防止毛孔阻塞，這對健康十分重要。

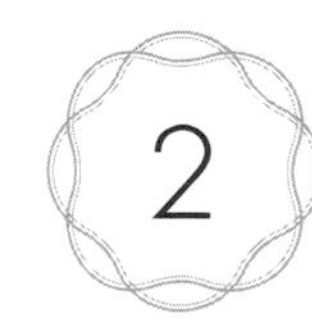

消化過程

消化過程的所有轉化，主要依靠消化暖，消化暖也是全身各處之暖的根源。要了解消化暖是什麼，我們必須知道其定義特性，以及它在消化過程中所扮演的角色。

消化暖是消化的基礎，而五種膽的第一種——能消膽，是消化暖的分支❶。能消膽對良好的健康、所有體液及人體物質基礎都至關重要。身體健康時，意味著三種體液都平衡。此時，消化暖的作用是滋養身體、防禦疾病、支持勞心勞力。消化暖增益人的生命力，製造人體的光輝①，增強人體物質基礎。

---

❶本句原文為："The digestive warmth that is the basis for digestion is identical to the digestive bile, the first of the five kinds of bile." 但經請教門孜康的藏醫，其表示消化暖和能消膽是總體和分支的關係，因此並不能直接說它們是相同的。

①身體的「光輝」（splendor）在專業運動員等特別明顯，他們展現某種特別的身體光彩、儀態或「威光赫奕」。

我現在將簡短解釋風體液在消化過程中所扮演的角色，之後會再詳述。當我們把食物送入口中時，風體液就開始爲消化過程發揮作用。它將食物保留在胃中，不讓食物直接進入小腸。一旦食物在胃中被能化涎部分分解，就往下移動到小腸。在小腸中，能消膽開始將精華與食物逐漸隔離。而風將殘餘運送到大腸。首先，風體液的功能是將食物保存在胃中，就如防止某人穿越邊界，直到他取得恰當的簽證。一旦部分消化的食物取得進入小腸的「簽證」，風就將之輸送到小腸，最後進入大腸。

能消膽的功能，實際上是「催熟」食物，讓食物能適當地經過消化過程。若能消膽無法充分運作，未熟或未經完全處理的食物就會直接進入大腸，有可能造成腹瀉。當能消膽運作良好，它便能處理食物，所有人體物質基礎都能受到滋養，身體也因而強壯。如果能消膽不存在或不起作用，精華就根本不會產生。

爲了能適當地消化食物（也就是讓能消膽正確地履行其功能），我們必須遵循健全的飲食，以照顧好此種膽體液。例如我們應該吃容易消化的清淡食物。粗糙或難以消化的食物會削弱能消膽的運作，進而妨礙精華的產生。此外，我們應遵循健康的行爲，這有益於能消膽，也與個人的新陳代謝有關。各別以風、膽、涎爲主導的人，各有不同的適合行爲。因此，很重要的是鑑定自己的體質是三種體液的哪一種，並學習何種行爲對個人健康特別有益。此健全的行爲在每個季節也各不相同。若我們有意識地以適當方式注意飲食和行爲，這將增強消化過程，進而增強精華的產生，使我們得以長壽健康。

整個消化過程中，精華和殘餘在不同的階段經過相繼的分離，兩者也被各別送往人體的特定部位。食物在小腸中分離時，液體殘餘轉化爲尿液，固體殘餘最終轉化爲糞便並進入大腸。假設我們的消化功能健全，食物在小腸內適當消化之前，大腸與小腸之間的迴盲瓣❷是關閉的，因此食物無法通過。當殘餘進入大腸，小腸所吸收的精華則進入肝臟。但若能消膽並未適當運作，未完全消化的食物就會進入大腸，因此導致各種消化疾病，包括胃酸。由胃酸導致的胃潰瘍源於能消膽失調——能消膽無法充分處理精華，並將之輸往肝臟。如前所述，若能消膽虛弱，可能馬上導致腹瀉，但下行風失調也可能導致腹瀉。若能

❷原文為 aperture。依據教育部重編國語辭典修訂本稱為「迴盲瓣」（ileocecal valve），也常寫作「回盲瓣」。

消膽和下行風都失調，就會造成腸胃脹氣。

持命風將飲食從口腔輸送到胃部。飲食中的液態成分有助於分解固體食物，攝取的油脂則軟化胃囊中的食物。消化道可分爲三個區域，和消化過程的三個階段相符合。能化涎位於胃部，能消膽位於小腸，伴火風位於大腸。伴火風因伴隨消化暖之「火」而得其名。伴火風的作用是增強能消膽，猶如使用風箱來增加薪柴火爐的熱度一樣。因此，能消膽就如同火，「烹煮」胃中的食物。

食物和飲料有六種味道：苦、鹹、辣、甜、酸、澀。持命風將飲食從口腔輸送到胃部，能化涎在胃部分解食物並使之均質化。此時，胃中的食物帶甘味且起泡。在此階段，五種涎被增加及強化，這表示體內與涎緊密相關的地大與水大也增強了。到了消化的第二個階段，當能消膽在小腸中發揮作用時，小腸中的食物便會帶有烈（亦可說爲「燥」）及熱的特質，並且有了酸味。此消化階段增強了五種膽體液。接著是消化的第三個階段，伴火風在大腸中分隔精華和殘餘，此階段增強了五種風體液。

我的討論方式會重複解釋消化過程，但每次都解釋得更清楚、更詳盡。消化過程首先從我們攝取的飲食製造精華，當精華生產足夠時，對預防疾病與增進長壽都極有助益。如前所述，飲食是由持命風從口部輸送到胃部，在胃中由能化涎分解，而能化涎的性質是地大與水大，帶有甘味。當能化涎分解胃中食物時，胃中的食物起泡且帶有甜味。藉由此過程，能化涎及人體中的地大與水大之力量均增強，這也有助於增長其他四種涎。

消化的第二個階段在小腸中進行，能消膽的性質是火大，消化我們攝入的飲食。膽的性質是火大與風大，給予攝取的飲食熱與烈性，以及酸味（若是把小腸中還在消化的食物取出，就知此言不虛）。能消膽的作用是「烹煮」食物，此過程的結果是能消膽、體內的火大，以及其他膽體液之力量都得以增長。

一旦飲食在消化的中介階段被消化，伴火風便會分離精華和被消化的食物。風大的特性是輕與動，和苦味相關，因此飲食在這個階段會具有苦味。於此過程中，伴火風、體內的風大，以及其他四種風體液的力量都增強了。

當人體健康時，三種體液和體內各大元素在上述消化過程中都會增加。但當人體患病時，消化過程就不如前述了。即使伴火風運作完畢，消化過程卻還沒結束。以上僅僅描述了消化道中不同階段的消化過程，還有很多要討論的。

我現在要解釋消化的特質。如同我們的身體是由五大元素組成，我們從外在環境攝入的飲食也是由五大元素組成，而每種飲食的主要元素決定了其味道。也就是說，六種味道是由個別的主導元素所決定。當我們攝取以某種元素爲主導的飲食，就產生與其相應的味道，體內與其相應的元素之力量也隨著增強。這是人體得到滋養的方式。我們透過飲食所攝取的外在元素，能滋養且維持體內的元素。

我們藉由飲食所攝取的地大，能增強肌肉與骨骼以及嗅覺之力量，使我們能察覺到更細微的氣味和芳香。透過飲食所攝取的水大，則能增強血液、體內的其餘液體及味覺。以這種方式，五大與六味之間存在著關係。從一方面而言，地大有支撐的特質，水大有流動與凝聚的特質，火大有暖的特質，風大有輕盈和能動性的特質。地大和水大都附屬於涎體液，和甜味有關。一般而言，甜味存在是因爲地大與水大佔主要的成分。這在《論述續》中有更詳盡的解釋。

火大和能消膽特別相關，具有將暖傳送給七種人體物質基礎的普遍功能。無論暖存在於人體何處，都是因爲火大。此元素尤其能增益血液，由於肝生血，因此肝也得到滋養。此外，火大也增益視覺感官，使人能看得更清楚。黑胡椒、燈籠椒及辣椒般的食物都以火大爲主。

風大和苦味特別相關①，攝取以風大爲主的飲食能增益觸覺。風大掌管人體的移動和成長，包括血液循環、所有其他物質基礎的流動、毛髮生長等。最後，空大遍布一切前述的地、水、火、風。空大使體內的各類空腔與空間得以存在，包括毛孔，並且增益聽覺。

問答

問：藏醫體系中的能消膽和現代醫學中的膽汁，彼此之間關係爲何？

英譯者答：翻譯此類資料是個多層面的任務。譯者的首要責任是給予藏文醫學詞彙一個如實與精確的英文翻譯。例如五種膽體液的第一種，藏文稱爲「赤巴主切」（藏文

① 藏文中，「氣」（air）及「風」（wind）都是同一個字：藏文 rlung，「隆」。

mkhris pa 'ju byed）[2]。這個詞的第一部分，「赤巴」（藏文 mkhris pa），通常被翻譯爲膽汁（bile）。最後兩個音節，「主切」（藏文 'ju byed），意思是「能消化」或「消化的」。所以翻譯爲「能消膽」是藏文字面直譯，沒有參照西方醫學。同樣的，其他體液的次分類也是如此照字面直譯。

一旦能正確理解個別詞彙的字面直譯，我們就可開始以藏醫學爲背景來認識它們，這在很多方面都和西方醫學徹底不同。這是翻譯的第二階段：在特定詞彙自身的理論框架之中理解其意義。

至於第三個階段，例如一旦我們了解藏醫學中能消膽的意義和重要性，則可以開始探討它和其他關於消化的理論有何關聯，猶如西方醫學認爲膽汁是肝臟的分泌物。但是除非你已經完成了前兩個階段，否則並不適合進入第三個階段的理解。我的主要任務是解釋前兩個階段，之後研究者便可以此爲基礎，發展第三個階段的比較研究。

通常，當我們翻譯藏醫傳統的醫學專門詞彙，許多譯名如風、膽、涎，很可能造成誤解，特別是那些根據其他醫學體系而十分熟悉這些詞彙意義的人。因此，我們初次遇到這些譯名時，最好單純把它們當成暫時無意義的密碼，而不將它們與既有的相關概念作連結。爲了確保印度醫學與藏醫學的學生能做到這一點，有些譯者拒絕將這三種體液翻譯成英文，而保留梵文原字 vata、pitta、kapha。這當然有優點——使這些專有術語和既存連結與概念脫鉤，但這也意味著翻譯的重任遭到擱置。

問：您將三種體液翻譯成風、膽、涎的理由是什麼？

英譯者答：我如此翻譯這三個詞彙的原因是古希臘醫學（透過波斯影響藏醫學）、早期的羅馬醫學，以及稍後的中世紀歐洲醫學，都擁有體液的理論，使它們可以和藏醫學的體液理論相對照。印度的阿育吠陀醫學與藏醫學最接近，也包含了三種 doṣas 的理論：vāta、pitta、kapha，通常被譯爲風、膽、涎。此外，藏醫學關於涎與膽的概念和現代醫學對這些詞彙的定義，的確存有某些關係，但兩者也有極大的歧異。例如膽

②發音為「赤巴主切」（tripa jujé）。

汁被西方認爲是肝臟分泌的液體，貯存在膽囊之中。但根據藏醫學，膽體液有更廣大多樣的意義。

問：我猜想藏醫學對良好健康的定義，可能有異於西方醫學對良好健康的認定。根據藏醫學，良好健康除了意味著生理健康，不也包含快樂、平衡、穩定的心理狀態嗎？您如何了解藏醫學與現代西方醫學對良好健康在概念上的差異？

答：我先簡短回覆，接下來繼續介紹藏醫學時，我將直接或間接地談到這個主題。一般而言，藏醫學和現代西方對良好健康的觀念相當接近。《論述續》中，有三章都討論到良好健康的性質或未經改變狀態的人體。要維持良好的健康，主要取決於我們的行爲。以這方面而言，藏醫學和現代科學醫學的一個差別是後者趨向給予普遍的健康提示，如飲食、運動等，並鼓勵人們遵循。相形之下，在藏醫傳統中，維持良好健康的建議更爲明確，和個人的特定體液組成有關。例如某人也許是風型、風膽型、涎型、涎膽型等。首先，我們鼓勵人們鑑定自己的體質，然後引導他們根據其體質來遵循特定的建議，而那些建議可能並不適於其他類型的人。

問：在西方，一個深受貪執或瞋恨煩惱所影響的人，可能還會被認為是相當健康的，但以佛教的觀點，這種人並不健康。這難道不是兩者對所謂良好健康的一大觀點差異嗎？

答：相當正確。藏傳佛教提到許多有關心理健康和靈性成熟的主題。但這並不僅僅限於佛教和西藏文化。世界各地都有人認知到常態的心並不十分健康。現今在西方有許多人——有的不追隨任何宗教、有的信仰基督教、有的則信仰其他宗教——也承認，受執著、瞋恨、妄念所影響的心，並不健全。這不就是全世界許多人都共享的洞見嗎？許多人也發現：我們可以改善常態的心，讓它更健康。因此佛教在這議題上並不孤單。之後我會再談及這個主題。

問：到目前為止，我從您所解釋的藏醫學認識到這是一套複雜深奧的體系。但在西方，我們如何辨認誰真正具備能執行藏醫學的資格？

答：從某方面而言，這的確難度很高。在西藏，合格的醫師必須從兩所主要的藏醫學院之一取得學位或證書，這表示他們已成功完成此學科的完整訓練，通過最終考核而有資格行醫。這和現代西方傳統相似——考取學位和執照，以象徵此人能勝任於某個領域。現代西方和藏醫藥的接觸不多，因此很難評估那些宣稱自己是此領域專家的人，甚至包括那些有某類執照的人也是如此。

在西藏，醫學訓練的學位有三種階層。最高的是「冉將巴」，中等的是「本冉巴」，最低的是「卡居巴」❸。所有獲得以上任何一種學位的醫師都必須至少逐字背熟《四部醫典》。此外，獲得最高學位者必須完全嫻熟《醫學廣論藥師佛意莊嚴四續光明藍琉璃》（*Blue Vaidūrya*），這是由十七世紀第五世達賴喇嘛的攝政桑傑·嘉措（**Regent Sangye Gyatso**）針對《四部醫典》所著的釋論，同時也必須熟習不同藏醫學傳承的論著。這表示必須逐字熟記上述所有典籍，並藉由和其他學生與醫師的長期因明分析與辯論而透徹理解其意義。若能精通「冉將巴」學位所需研讀的典籍之一半，就會獲頒「本冉巴」學位。「卡居巴」學位所要求的典籍知識，僅是熟記《四部醫典》，不需熟記相關的諸多釋論。今日有不少年輕的藏醫擁有良好的典籍知識，但缺乏實際的行醫經驗。要眞正精通藏醫學，並不僅止於典籍學習，更需要於畢業後經歷多年的研習、診治病人，以及運用能治療各種病症的藥草處方。

精華之轉化

精華與殘餘的分離過程，從部分分解的飲食進入小腸時開始。小腸的消化過程結束後，殘餘成爲固體與液體兩種。固體殘餘成爲糞便，液體殘餘成爲尿液。先前提到，能化涎分解胃中的食物，能消膽消化食物，伴火風則將精華與徹底消化的飲食加以分離。液體成分經由極細小的脈管從小腸進入門靜脈、血管，之後進入腎臟，並在腎臟轉化爲尿液。殘餘的固體成分從小腸進入大腸，再進入直腸，在直腸暫留，之後當排泄時從直腸排出體

❸ 一般來說，在藏醫訓練中，最高學位是「本冉巴」（Bumrampa，'bum rams pa），等同醫學博士學位，其次是「再將巴」（Rapjampa，等同醫學碩士學位）。兩者的次序在原著似乎顚倒了。

外。液體殘餘則由小腸進入腎臟，再進入猶如小壺般的膀胱，在此暫時貯存。

七種人體物質基礎都個別具備由能消膽傳遞的暖。精華和殘餘初次分隔所產生的第一種精華轉化爲血液。血液的精華轉化爲肌肉[4]；肌肉的精華轉化爲脂肪；脂肪的精華轉化爲骨骼；骨骼的精華轉化爲骨髓；骨髓的精華轉化爲生殖物質。由於物質基礎個別的暖，能化涎、能消膽及伴火風在隨後轉化過程的每個階段皆被啓動，針對七種物質基礎，進一步將精華與殘餘分離。

藏醫經典提及，精華藉由九條脈管從小腸進入肝臟。這裡需稍作解釋：未經窯燒之陶皿所盛裝的液體，不會猛然流溢而出，而是由器皿中逐漸滲出。同樣的，精華藉由具滲透性的小腸壁進入肝臟。一旦它進入肝臟，便由特定的脈管進入門靜脈，之後進入血管。

在肝臟中，精華只單純轉化爲血液。這是由先前提到的三種體液——能化涎、能消膽及伴火風的啓動而造成的。血液的精華轉變爲肌肉，肌肉的精華最終轉變爲脂肪。在每一個階段，精華和殘餘都被隔開。如前所述，脂肪的精華轉變爲骨骼，骨骼的精華主要轉變爲骨髓，但也轉化爲腦、脊椎及軟骨[3]。骨髓的精華進入生殖腺，即男性的精囊及女性的卵巢。藏文中，這兩個人體部位是同一詞彙。精華在生殖腺轉變爲生殖物質，也就是精與卵。但分隔過程尚未告終——另外還有一個分隔階段。

生殖物質的精華由細小分子構成，每個都不大於芝麻籽。這些精華從生殖腺上移至心間的命脈（life-force channel）。這和心後方的脈相對應，血液在其中流動，也和通往肺和其他器官的脈相連結。生殖物質的精華位於命脈。這是整體消化過程所產生的最細微之精華。在命脈內，此精華位於兩個元素之間：上方的白菩提與下方的紅菩提。這兩個元素就像是兩個杯子，將精華包覆其中。此精華是一切人體物質基礎的主要支持，也是維持長壽、活力、健康及人體光輝的最重要因素。它於命脈的所在處約佔半寸長的位置，這條脈位於心臟後方，並非在心臟本身。生殖物質的殘餘轉變爲紅菩提和白菩提。對男性來說，白菩提相等於精子，貯存在精囊。對女性而言，紅菩提是卵子，位於卵巢。精囊和卵巢中

❹在英文中，這裡的「精華」與「飲食精華」都是同一個字：nutriment，意即營養。

③骨骼的精華也會轉變為關節囊內層滑膜（senovium），但在典籍中並無特別提及。

的少量紅白菩提也會上升到心臟，並包覆最細微的精華，而此精華之力量遍及全身，甚至包括毛髮。

問答

問：若因意外或戰爭受傷而突然死亡，貯存在心臟後方命脈的精華會怎麼樣？

答：根據藏醫學傳統，若人體的重要器官如肝臟、心臟或腦部被矛、箭或利劍刺穿，由於缺乏有效的療法，傷者將會死亡。而位於心臟後方命脈的精華立即喪失其力量，無法再周遍且支撐全身和所有人體物質基礎。但若小腸或大腸被刺傷，經由適當治療，還是能康復。在古印度和西藏的醫學論典中都有記載相關的例子。但如果人的上腹部與胸部的重要器官受到嚴重傷害，大多數會致命。部分原因是，一切前述將精華與殘餘分離的消化過程都無法運行，因而導致死亡。

問：您剛描述的例子都是身體被劍之類的東西深深刺穿。若是撞擊如摔倒，又會怎麼樣呢？

答：這基本上類似被刀劍等刺穿的情況。如果衝擊力強大到傷者無法呼吸，對最細微的精華也會產生同樣的影響——分離精華與殘餘的過程便無法再進行。在這種情況下，死亡發生得太突然，使亡者不太可能在死亡過程中運用其禪定能力。但如果是逐漸死亡，有些特定觀修死亡階段的技巧，會留意過程中相繼出現的顯相。我們被教導要能夠預期這些不同階段的出現，以便完全辨認出每一個階段，並以全然的覺知進入死亡後的過渡期。這樣一來，就有可能將整個死亡過程轉變為禪修，在此生結束後能帶來很大的利益④。

在暴力撞擊或刺穿致死的情況下，由於死得太突然，則沒有這種（禪修的）機會。在這類情況下，致命創傷的那一刻或多至四天，人的意識將離開身體進入死後中陰，在此階段中，亡者的經驗猶如夢境般。在此期間，亡者具有意生身，就好像在夢中一

④在索甲仁波切（Sogyal Rinpoche）的《西藏生死書》（張老師出版，二〇一五年）第二部，對上述過程有詳盡的描述。

樣。但中陰階段和夢境有所不同：在中陰階段，亡者能見到活人的物理世界。例如能聽到物理世界中的對話，但大部分生者均無法察覺到這個處於中陰狀態的亡者。此外，至少在此階段開始時，亡者還沒意識到自己已經死亡。他覺得自己仍然活著，人們應該能見到或聽到他，但人們並無法見到與聽到他，這令他非常煩躁不安⑤。

問：以內在原因造成逐漸死亡的情況而言，也類似有這種中陰的經驗嗎？

答：是的，是相同的。亡者能看到並聽到物理世界的事件，但活著的人卻無法見到或聽到他。

問：就內在原因造成逐漸死亡的情況來說，一旦處於中陰階段，也不會意識到自己已經死了嗎？

答：這是個複雜的議題，每個人的狀況不同。若是佛教修行者且有幸經歷逐漸死亡的話，可以做許多事。首先，尋找顯示你將要死去的前兆，這麼一來，就能開始預料自己的死亡過程。當死亡過程正式開始時，訓練良好的人已經了解到體內的不同元素如何逐漸失去力量。此外，若是已經受過禪修訓練，會藉由所謂的預習來準備面臨這些死亡的階段。開始死亡時，之前禪修中預習的過程，就可應用於當下的經驗。此時，亡者在各元素逐漸消失力量時，能預料及認知死亡過程的每個階段。亡者已學到會有不同顯相的生起，包括白相、紅相及一片漆黑，因此能完全認知整個死亡過程。

隨著所有元素的力量消退，出現蒼白的顯相、泛紅的顯相及〔死亡中陰結束前〕倒數第二個顯相，也就是一片黑暗。在一片黑暗之後的經驗稱爲死亡明光。若亡者已有充分的禪修訓練，當死亡明光展現時，便能認出它是什麼。若是如此，亡者就能以法身

⑤對於中陰狀態的詳盡描述，可參考《穿越生死：藏傳佛教的死亡、中陰與轉世》（*Death, Intermediate State and Rebirth in Tibetan Buddhism*，春天出版社，一九八五年）中譯註：這裡所說的中陰（或譯為「中蘊」、「中有」），專指死亡中陰；整體而言共有六種中陰，可參見《自然解脫：蓮花生大士六中有教法》（橡樹林出版，二〇一四年）一書。

之相證得覺醒或證悟⑥，且不需進入中陰階段。多數人經歷死亡明光，但卻因無法辨認而進入中陰階段。他們還是有機會辨認中陰階段是什麼，若能辨認，便可在中陰階段達到證悟。這類人是以報身之相得到證悟的②。

此外，當訓練良好的人進入死亡過程時，他能將自己的意識從此生引導或遷轉到他所選擇的預定地。藏傳佛教徒通常將自己的意識遷轉到佛土，接著便待在佛的跟前領受教法，並往證悟之路邁進。若是接受過幻身訓練的人，從幻身法得到的了悟就可應用於死亡過程。熟習這類修持的人在死亡後，身體會縮到兩呎或甚至更小的長度。過去十或十五年，在西藏都確實發生過。自從西藏被中國佔領，有些藏人就偷偷躲在山巖洞穴裡，在中國人摧毀西藏文化的同時，他們仍持續獨自禪修。在過去十幾年來，有些修持成功者在其獄友的見證下，死於中國監獄中。最近我讀到一本由一位藏人所寫的書。作者目睹這種現象，並叫中國獄卒來親自見證。依據記載，獄卒前來檢驗這位修行人死後縮小的身體，並確定這個身體沒經過任何人爲的改變。這個近期事件不只由西藏佛教徒見證，也包括了毫無宗教信仰的中國人❺。

據說過去一千兩百年來，在西藏有許多人的修行甚至超越了上述階段。他們死時，粗重的物質身體就這樣消失了，僅僅留下指甲和毛髮。據說他們已經證得虹光身，但這需要大量的修持。關於這個主題，可以談的還有很多⑦。

殘餘之轉化

講完愈來愈細微精華的整體萃取過程後，我將討論殘餘的逐步分隔過程。殘餘包括胃裡的涎，它會到膽體液、耳垢、眼垢與鼻屎等處。有些殘餘也轉變爲毛孔裡的油脂、腸

---

⑥請參照嘉初仁波切（Gyatrul Rinpoche）所著《自然解脫：蓮花生大士六中有教法》第六章。中譯註：「死亡中陰」（或稱「臨終中陰」）包括地、水、火、風四大分解以及白顯、紅增、黑得、死亡明光四個階段，之後則為「法性中陰」的開始。

②報身（sambhogakāya）是證悟者一種細微、原型（archetypal）身相，只有諸佛與被稱為聖位菩薩（āryabodhisattvas）的高度證悟者可見到。請參照嘉初仁波切所著《自然解脫：蓮花生大士六中有教法》第八章。

❺本書的英譯版在二〇〇〇年發行，推測作者所說的事件大約發生於一九八〇年代後期。事實上，從一九六〇年代開始，就有許多這類修持證悟的故事，只是直到中國比較開放之後才陸續傳出並收錄於相關的記述中。

⑦參照索甲仁波切《西藏生死書》英譯本，第一六七～一六九頁。

氣、牙齒、汗、指甲、腸的油性膜、頭髮與體毛，最後是生殖物質。在最終的分隔階段，最細微的精華上升到心間，較粗重的殘餘則留在生殖腺，即男性的精囊與女性的卵巢。

如前所述，小腸中的飲食殘餘轉化為糞與尿，而精華則被輸往肝臟，進行進一步的分隔。血液的殘餘前往膽囊，肌肉的殘餘轉化為從毛孔冒出的皮脂，以及從眼睛和耳朵冒出的垢。脂肪的殘餘成為汗液和身體的油脂。骨骼的殘餘轉化為牙齒、指甲及毛髮。骨髓的殘餘成為腸的油性膜，使糞便能通過。骨髓的殘餘也會成為鼻子、耳朵及直腸周圍的油脂——後者使糞便容易通過。在脊椎中進行的分隔過程，精華上升到心臟，殘餘則轉變為紅與白元素，也就是卵與精。藏醫學傳統中有一種古老的看法，認為汗液是七種人體物質基礎的殘餘，但其他學派則不認同。

最細微的精華位於心臟後方的命脈，支撐人的活力與健康，使人氣色潤澤，並產生身體的光輝。雖說它位於心臟後方的脈，但它周遍全身，是經歷愉快與生理健康的基礎。

如前所述，從攝取飲食開始，需要六天的時間才能產生到達心間的最細微精華。但此規律也有例外，例如攝取毒藥和春藥。在古西藏，有種製作春藥的傳統，使生殖物質能在一天內產生。訶子普遍上可解毒，也能立即見效。大部分草藥在一天內就能開始發揮藥效，而大多數食物通常得耗費六到七天來完全消化，但也有些例外。有些食物比較輕，容易消化，有的比較粗重，消化較爲緩慢。此外，若一個人的身體非常虛弱或憔悴，牛奶或肉汁也可對身體產生立即效果。

在爲時六到七天的消化過程中，血液在第一天生成；肌肉在第二天生成；脂肪在第三天生成；骨骼在第四天生成；骨髓在第五天生成；生殖物質在第六天生成，而更細微的精華則上升到心間。

各種自然生成的毒藥，比方在某些金屬如黃銅和青銅上形成的銹蝕，其作用可能要許多年才會顯現。此外，也有人爲製作的毒藥。在西藏與印度阿薩姆的某些邊界區域，有些部落炮製劇毒，毒藥在三年後才會致命。這種毒藥的效果極其細微，受害者往往不知道自己已經中毒，但會逐漸失去活力，最終去世。

大多數對治體液失衡的草藥會在一天之內產生功效。七種人體物質基礎似乎有著自行延續的循環，也就是說，我們攝入的飲食轉化爲人體物質基礎，使我們能繼續攝取飲食。

3 體液

體液的分類

關於風、膽、涎體液分類的解釋，包括以下論點：㈠體液的次級分類、㈡體液的成因、㈢體液的本質、㈣體液的譬喻、㈤體液失衡的後果。

㈠五種風爲：持命風、上行風、遍行風、伴火風、下行風。五種膽爲：能消膽、變色膽、能作膽、能視膽、明色膽。五種涎爲：能依涎、能化涎、能味涎、能足涎、能合涎。以上的五重分類和體液的主要類型相關，但它們之間也有更細微的變化。更詳盡的疾病分類可多達四百零四種，但全都屬於五種風、五種膽及五種涎的失調。

㈡體液的三種基本分類衍生於它們的根本成因——貪、瞋、妄念三種煩惱。貪執是風失調的主要成因；瞋恨造成膽體液失調；妄念是涎體液失調的主要成因。

㈢三種體液的基本性質是：身體健康時，它們支撐身體。身體不健康時，它們造成熱病與冷病。

㈣ 以譬喻來說，根據印度佛教天文學，在日蝕或月蝕時，遮蔽日月的物體稱爲羅睺（Rāhu）。在《時輪密續》（*Kālacakra-tantra*）之釋論、《無垢光明論》（*The Stainless Light*）中，對日月蝕的性質有詳盡的解釋。即使沒有日月蝕，羅睺仍處於虛空中，這猶如健康時體液對人體的效用。但日月蝕之際，日月被遮蔽，猶如身體在失衡狀態時，體液對身體造成的傷害。

㈤ 體液失調的結果是疾病。這是爲什麼藏文將體液稱爲「缺點」（英文 defect，藏文 nyes pa，「涅吧」）。

風、膽、涎三種體液的對治，各別是地大、水大及火大。例如若一個人患上風失調，攝取富含營養的食物將有效益。對膽失調的患者，應攝取寒涼的食物。對涎失調的患者，應攝取含有大量火元素的暖性食物。

就日夜的時段而言，風失調往往在黎明和晚上發作；膽失調往往在午夜與正午發作；涎失調往往在早晨和傍晚發作。就季節而言，風失調發作於夏季或雨季；膽失調發作於秋季；涎失調發作於春季。

以消化過程的不同階段而言，涎失調最有可能在進食或喝水後馬上發作；膽失調往往發作於食物還在消化之際；風失調通常在食物完全消化後發作。

以不同的元素而言，風體液的性質是風大；膽體液的性質是火大；涎體液是涼冷的，其性質是地大和水大。風體液是多變的。若發生熱病，風體液會變熱；若發生冷病，風體液會變冷。因此，風被認爲是個四處遊蕩的搗蛋鬼，將夥伴的不良品質照單全收。風也像是地痞流氓，當任何體液失調時，風就插上一腳，從初期階段就開始作亂，因此風能加劇所有體液失調。當致命性的體液失調發生時，風會停止一個人的呼吸，使生命結束。在以上所有情況下，風是罪魁禍首，猶如一個伺機下手的無賴。

至於失調的多樣性，膽失調有好幾種，但只要一發生，其效果往往猛烈快速。比方若某人患上由膽主導的熱病，很快就會致命。相比之下，也有較少數的涎失調，但作用緩慢。風體液就像是風箱，任何失調產生時，就在一旁搧風點火，加劇熱病與冷病。也有範圍廣大的系列疾病是由微生物引起，這些疾病變異成熱病或冷病，取決於是膽或涎被影響，而且也會被風體液加劇。就如風失調會快速生起，對治風失調的草藥也能快速生起作用。

問答

問：您提到風遍行於全身，並加劇任何生起的疾病。若患有涎失調或膽失調，您除了開治療的藥方，也會針對加劇失衡的風開藥方嗎？

答：給予藏藥時，標準步驟會分爲早上、中午與晚上三種不同的藥物，這有關每種體液在一天內的相對主導性。這麼一來，風也會被考慮在內。例如膽失調是它本身的狀態，並不完全受風體液支持。所以若主要疾病是膽失調，這是治療的主要焦點。針對熱病，以涼與緩（dull，也有「沉滯」的意思）①的藥物來平衡之。但服用涼與緩的藥物，可能會加劇風失調，因爲涼和風的特質相應。所有狀況都必須加以考慮，以臻平衡。爲了確保第一種藥物不致於沒對治熱病反而加劇風失調，就必須補充第二帖具油

①此性質（藏文 rtul ba，「度瓦」）兼具軟與涼。

性的藥物。爲一整天所開的藥物應使三種體液達到平衡。這和大多數的西方藥物不同，在西醫學，特定疾病是以單一藥方對治，這類單軌取向常常導致不必要的副作用。藏醫爲一整天開的三種藥物，從一開始就能避免前述副作用。

問：我們要如何增強身體的「光輝」？如果它消失的話，該如何恢復？

答：身體的光輝消失是由於三種體液失調。藉由平衡三種體液，使它們處於均衡狀態，可恢復身體的光輝。若體液已處於均衡狀態，你可攝取能增長活力的藥草補品，並因此增強身體的光輝。在極爲寒冷的西藏，尤其是冬天，醫師開的一些補品含大量奶油。但如果在溫暖的氣候食用這些補品，就不健康。因此在某種氣候能當成補品的藥物，在另一種氣候可能是有害的。

問：除了遵循健康的飲食，還有其他方法，如禪修或運動，能增強位於命脈最細微的精華嗎？

答：你應該先看看自己是否依循適當的飲食。為此，你必須檢查自己的新陳代謝，並決定哪一種或哪些體液較為強勢。然後該調整飲食以平衡你的體液。這會增強在心間的精華。此外，你的運動種類也該適合於你的體液構成。這是增強心間精華的醫療方式。人生的不同階段、糞便的黏稠度及體液的位置，都與這個問題相關。了解這些要點，能幫助我們在生活中依靠飲食與運動來增強心間的精華。在《論述續》①裡，有三章關於不同種類的行為——日常作息、季節性的行為及偶爾性的行為。在這三章中，你可讀到關於飲食及行為的討論，主要是針對如何增加一般活力，特別是心間的精華。禪修是完全不同的修持領域。若你想修持金剛乘佛教，首先必須接受密乘灌頂，獲准進行各類的禪修。在西藏，獨居隱士會在深山中閉關，而且沒有食物來源，因此他們仰賴含「命力精華」的法藥來維生。這種經由禪修加持的法藥是極富營養的藥草配

①參考《藏醫學精要續》（*The Quintessence Tantras of Tibetan Medicine, trans. Dr. Barry Clark*, Ithaca: Snow Lion, 一九九五）關於《論述續》的第十三到十五章。

方。若修行者能成功地修持這種加持法藥的法門，便能每天只攝取三顆法藥而繼續存活，完全不需攝取其他食物。若還沒達到相當高度的禪定了證，就很難於此法門有所成就。因此，即使有人向我要求這些法藥，我通常不會提供。

人體物質基礎在子宮內的形成

生長中的胚胎，其體液的主要成因為三種來自父母的體液，而這些最初是藉由生殖物質傳給發育中的胚胎。這三種體液的本質是四大元素。男性與女性生殖物質的本質是五大元素（包括空大），這些元素含有三種體液，而體液的性質是貪、瞋、妄念三毒。此外，當胚胎初步形成時，某眾生的極細微意識便從此生之前的中陰階段進入受精卵。意識的細微相續與五大元素極細微不可見的相續結合。現代科學關注的是物理世界的性質，大多忽視意識的性質，因此很難理解這個主題。進入受精卵的意識，無法以科學方法察覺。

父母的生殖物質含有三種體液，在受孕時，帶著諸多前世習氣的意識進入受精卵，與三種體液結合。這些習氣包括五種煩惱的印記：執著、瞋恨、妄念、嫉妒與傲慢。在一般狀態下，這五種煩惱通常會傷害人，在五者當中，先前提到的三毒會造成體液失調。當五種煩惱昇華清淨時，就展現為證悟者的五種本初智慧②。

男性與女性的生殖物質是胚胎形成的主要成因，那為何它們會帶有三種體液失調？當胚胎在形成時，如何與這些本質為三毒的體液共同成長？我們可以用這個譬喻來理解：某些木材是致命的毒藥，但某些以啃咬這些木材為生的昆蟲並不會受其毒性所擾。猶如這些昆蟲，三種體液失調時就會致病，處於平衡狀態時就有助於胚胎的發育。

母親的飲食和行為會影響到嬰兒的新陳代謝型態。例如她若攝取以風性質為主導的飲食，同時進行能增強風體液力量的行為，就會導致嬰兒成為風主導的類型者。同樣的，若母親攝取增長膽體液的食物，進行與膽體液相關的行為，就會使得嬰兒成為膽體液主導的類型。與涎體液相關的飲食與行為，也會造成同樣的類型。

體液的構成可分為七種：㈠風、㈡膽、㈢涎、㈣風膽、㈤風涎、㈥膽涎、㈦三種

②五智是法界體性智、大圓鏡智、平等性智、妙觀察智及成所作智。

體液比例均等。第七種新陳代謝是最好的。以體型而言，風型的新陳代謝會造成較小的體型；膽型的新陳代謝會造成中等身型；涎型則會造成較大的體型。三種雙重體液組合則造成中等身型。

至於體內的暖，風型人的暖不穩定；膽型人的暖強大；涎型人的暖微弱。此種暖與消化暖關係密切，消化暖決定一個人消化食物的能力。對發育中的胚胎而言，則受母親的飲食與行為所影響。這是被一種或多種體液主導的特性。風型人排便困難。膽型人的性質是熱與烈，腸道比較鬆軟流暢，容易排便。和風型或膽型人相比，涎型人的性質是地大與水大，排便較為容易。糞便的黏稠度也和三種季節有關：熱季、雨季與寒季。此外，也和生命的三階段有關：童年、成人與老年。

體液的一般位置和功能

且來複習三種體液的一般位置：涎位於人體的上部，尤其是腦部；膽位於人體的中部，特別是在肝臟與膽囊；風位於人體的下部，特別是臀部與腰部。當身體健康時，風體液雖然位於臀部和腰部，也會在骨骼、耳朵、皮膚、心臟、血管及大腸移動。這些部位也對應於風失調時的路徑。在健康的人體，膽體液運行於血液、汗液、眼睛、肝臟、膽囊與腸道。這些部位也對應於膽失調時的路徑。最後，在健康的人體，涎雖然位於腦，但也會移動於精華、肌肉、脂肪、骨骼、骨髓、生殖物質、糞便、尿液、鼻子、舌頭、肺臟、脾臟、胃部、腎臟與膀胱。

談到健康的人體，其體液的功能可分爲一般功能與特定功能兩者。風的一般功能是吸氣與呼氣、移動四肢、排出與保留人體的穢質，如尿液、糞便與黏液。風遍行於全身，也輸送七種物質基礎和三種排泄物，通常負責參與所有心理、言語及身體活動。風的另一個一般功能是使五種感知清晰，也使人認同自己的身體，因此提供了個人認同的基礎。

膽的性質是火大，與飢渴有關，功能是攝取及消化食物。膽也能產生全身的暖及使人膚色明亮。此外，猶如太陽催熟果實，膽也「催熟」七種人體物質基礎，使其具有顏色。膽給予一個人勇氣、決心與堅忍，但也能導致對他人或自己而帶有自毀性的侵略和怨恨，這是由於膽和瞋恨的連繫所致。此外，膽使一個人努力及有野心，是深入、快速、敏銳及若某人是膽風型，猛烈、瞋恨、易怒的特質會取代與風有關的特質。雖然父母生殖物質的主要體液構成會取代進入受精卵之意識的習氣，但母親在懷孕期間的飲食與行為則會取代生殖物質的影響——懷孕的母親對胚胎的構成帶有最強烈的影響。

問：懷孕中的母親應該改變飲食與行為嗎？

答：一般而言並不需要。不過，由於三重體液構成是最理想的，懷孕中的母親若相應地調整飲食和行為，則必然有益。事實上，在西藏很常見到懷孕的母親改變飲食和行為，以平衡自身的體液構成，因此嬰兒能以最健康的方式發育。此外，在懷孕期間的前八個月，胚胎的適當發育很重要，因此母親不允許被抽血，也不服用催吐劑。

在西藏，若一對夫妻無法懷孕，醫師會檢查男女雙方。若問題出在男方，醫師會給予「清淨」男性生殖物質的藥物。若問題出在女方，醫師會給她增強生育能力的藥物。

此外，受孕後不久，也可吃其他藥物以確定孩子的性別。例如若一位孕婦想要男孩，她可吃藥來確定嬰兒的性別，也可持咒及遵循醫師建議的飲食與行為，以助於胚胎的適當發育。在中國佔領西藏之後，這類知識大部分已失傳。

問：藏醫學有節育的藥物嗎？

答：有的。古典醫學釋論中有這類藥方，但只會給那些已經有許多孩子的人。這種藥物被禁止給予那些純粹不想要有小孩的人。被禁止的理由與宗教有關：根據藏傳佛教，人的生命非常珍貴，交媾但卻剝奪有情眾生投胎的權利被認爲是自私的。在西藏從來沒有人口問題。中國入侵之前，我們〔只〕有六百萬人分布在超過一百萬平方哩的土地上。

藏醫學有兩種節育方式：永久避孕及暫時避孕。我個人並不製作永久避孕的藥物，但我會製作暫時節育的藥物，主要是爲了預防每年懷孕。

問：有任何節育藥物是給男性的嗎？

答：沒有，只有給女性的。

問：若一個人出生時，有一種或多種體液爲主導，那在一生中，有可能透過調節飲食和行爲來改變體液的主導型嗎？

答：這是不可能的。這也是爲什麼母親在懷孕時的飲食和行爲如此重要，這會決定孩子此生的體液構成。

問：雖然那些與不同構成型態相關的特質無法在一生中經由飲食和行爲來消除，難道不能經由靈性修持來轉化或昇華憤怒、瞋恨、侵略等類的特性，使它們以有益而非有害的方式展現？

答：是的，這確實是可能的。

問：有哪些一般的飲食和行爲可促進體液的平衡？

答：不應僅僅攝取辣、鹹或清淡的食物，而應以適當的份量攝取各類食物。同樣的，以個人的日常行爲而言，不應時常進行極爲吃力的艱鉅工作，也不應成天想睡而毫無生氣。要在整體的飲食和行爲中尋求均衡節制。

體液的特定功能和位置

五種風體液

解釋了三種體液的一般位置與功能，我將更詳盡地解釋風、膽、涎各分五種的特定功能與位置。先從五種風開始。

持命風位於頭頂，它從頭部經由喉部與胸部下行到太陽神經叢。它主要運作於脈、骨及腦，有助於呑嚥食物與飲料、吸氣與呼氣、排出唾液與黏液，以及促進打噴嚏。它也有助於心和感官知覺的清晰度，以及穩定的注意力。

上行風位於太陽神經叢正上方的骨骼中。其功能和鼻、舌、懸雍垂（小舌）及食道有關，有助於發音清晰。再者，它有助於身體普遍的力量、光輝和氣色，特別爲紅潤及蒼白的膚色帶來明亮。最後，上行風也掌管一切的勞力施作，維持我們的正念與記憶力——包括過去、現在及未來的行爲和關注。

遍行風位於心間，但它周遍全身，包括內臟、五種感官、七種物質基礎，外至皮膚的毛孔。一旦飲食在消化道中經歷了消化過程的三個階段，遍行風就將精華分發到各個的人體物質基礎。此外，它的功能是移動主要和次要的肢體，包括走路與所有其他動作。它也能開啓和閉合所有身體的孔竅，如眼睛。一般而言，身體的所有移動都仰賴於遍行風。

伴火風位於大腸，你們可能會想起先前曾討論到食物在消化道的三個消化階段，但它也在胃、小腸、大腸、身體的所有腔室中移動。主要功能是分隔精華與殘餘。伴火風也會「催熟」身體的十種致病元素——七種人體物質基礎與三種排泄物，並普遍促使全身的成長。

下行風位於會陰，並往上延伸直到脊柱邊緣胸腰筋膜的下部。它也於男女生殖器官、大腸、膀胱、精囊、卵巢、子宮和大腿移動。其功能是排出與保留男女生殖物質、胚胎、月經（新血形成時，舊血被排出）、尿液與糞便。此外，若胚胎死於子宮中，下行風會將之排出；孕婦生產時，下行風也會排出胎盤。

五種膽體液

五種膽體液中，最爲複雜和重要的是能消膽，它位於小腸，介於未消化食物的停留區和已消化食物的停留區之間。以功能而言，它消化食物，也參與精華和殘餘之區分。它產生體內的一切暖，甚至其他四種膽體液所產生的暖也仰賴能消膽，它能支持其餘四種膽。它也多多少少有助於轉變體內的顏色，並負責將攝入的液體收乾。最後，它負責製造飢餓與口渴。

變色膽位於肝臟，但運行於所有人體物質基礎，包括精華與血液等。它製造所有人體物質基礎的顏色，特別是體內的紅色與白色。例如它使血液呈紅色、骨骼呈白色，也使毛髮有顏色。此外，它還產生所有內臟的暖。

能作膽位於心間。它阻止注意力散亂、維持專注力、支持智力的穩定與清晰。雄心壯志、努力、決心及自我認同感都仰賴於能作膽。

能視膽位於雙眼，使人能看到外在的色相——包括形狀、顏色及空間維度。它也使人具備細緻的識別力。

答：是的，能視膽與視力不佳有關。若水大和地大在體內過度強大，會阻礙熱的產生，這會導致肝臟問題。這是一個很複雜的課題，但視力不佳通常被認爲是肝功能不足，也依次對腎造成負面影響。當肝運作失常，會阻礙變色膽的運作。這裡的根本問題是由於能消膽造成體內的暖生產不足。結果，其他膽體液，如能視膽和變色膽，也同樣無法適當運作，導致地大和水大強大，造成涎體液強大。涎體液累積在腎，因而造成視力問題。簡言之，問題源於肝，之後再傳到腎。除了因爲肝與腎的問題造成視力不佳，還有三十二種眼疾。

問：遍行風和能作膽據說都位於心。它們是位於心臟整體，還是特定的心室？

答：遍行風和能作膽都位於心臟整體，並非特定的心室。藏醫學密續認爲，遍行風位於心，但依據所有其他的佛教密續，如《金剛力續》，則認爲遍行風位於頭頂而非心❶。在西藏口語中，人們會說某個人的腦子很混亂，或說某個人腦子很好。如果指的是智力，我們通常提到的是腦而不是心，雖然我們也認爲心與記憶有關。這種說法和所有其他認爲遍行風存在於頭部的密續吻合。儘管醫學密續和其他佛教密續有此差別，但兩者均同意遍行風周遍全身。

問：所有皮膚病，包括皮膚癌、皮膚潰瘍等，都是因爲明色膽失調造成，還是有其他原因？

答：先前的討論是關於身體處於未經改變或平衡的狀態。明色膽和各種皮膚病有關，但也有許多其他原因。特別是，如果地大和水大過於強大，會阻礙各類膽體液的運作，包括明色膽。這不只會阻礙氣色，也會造成更嚴重的皮膚問題。當身體處於不平衡狀態，三種體液的任何一種可能會過度、不足或被擾亂。任何體液問題的結果，是各種皮膚病和許多其他疾病都有可能產生。

❶請參考第一章〈健康人體的組成〉中，關於醫學密續與一般金剛乘密續對持命風與遍行風所處位置的討論。

問：在中醫體系裡稱爲「氣」的能量不只對人體，對宇宙整體而言都很重要。您到目前爲止所討論的人體物質基礎，有哪一種是和這種能量相符的嗎？

答：五大元素對人類的肉體構成、一切其他的生物體及宇宙整體來說，都是不可缺的。五大元素和三種體液緊密相關。如同中醫，藏醫學也包含了針灸（針刺療法和艾灸療法）。藏醫學論典也討論各種手術，但實際上它們幾世紀之前在西藏就不再實行了。簡言之，中國的「氣」和藏文的「隆」（藏文 rlung）有關，我們用這個字形容風大和風體液。在藏醫學傳統中，原本包含了五種治療方法，包括艾灸、放血、熱敷與冷敷藥物、浸泡溫泉或礦泉，以及各種可能搭配油類的按摩。這些治療方式從西藏傳到蒙古，再進入中國。中國人現在對這些醫療技術極爲自豪，並宣稱是自己的文化遺產，但其實他們是間接從西藏得到的。

問：在佛教密續中經常提到的「不壞明點」，和最細微的精華之間有何關係？

答：「不壞明點」和最細微的精華是相同的，能帶來長壽和體力等等。

體液的構成

人體解剖學首先是以性別來了解，包括男、女及雙性（雌雄同體，同時具有男女生殖器官）。其次，人體可用年齡來區分。根據西藏傳統，第一個年齡組合是從出生到十六歲，稱爲「童年」。第二個組合是從十六歲到七十歲，稱爲「成年」，意味著在此階段，一個人的人體物質基礎與感官都在增長並且相當強盛。七十歲以上稱爲「老年」，在這個階段，人體物質基礎不再增長。儘管從五十歲開始就不再像從前那樣造血，月經也停止，但一般的說法是直到七十歲之前，一個人仍然處於盛年期。

身體的性質根據主導性的體液及體液組合來分類。決定因素包括妊娠期間母親的飲食與行爲、胚胎自身特定元素的主導性，以及未出生嬰孩的「業」，並由此衍伸出七種分類，也就是：㈠風型、㈡膽型、㈢涎型、㈣風膽型、㈤涎膽型、㈥涎風型、㈦三種體液均衡強大。我將更仔細地解釋這些人體構成在健康時的情形。

㈠風有許多作用，但本身不具形色。風型人的特徵是身材較小及纖瘦，姿態微駝，移動時，關節往往會發出輕微的喀喀響。他們的氣色傾向於淡藍色，對寒冷與風敏感，較喜歡溫暖與舒服的地方。他們健談，會論及各種事情，將有意義的對話和無意義的評論混雜在一起。他們通常不太富裕或沒太多物質享受，壽命相當短。他們睡不多，淺眠易醒。他們是「派對人」，喜愛歌舞，也喜於他人參與。他們很容易大笑，但也容易與人爭論。倘若他們獨處，就沒有談話的對象了，因此他們喜好合群及社交。他們的食物偏好是甜、酸、苦、辣。

風型人據說有以下和禿鷹、狐狸及烏鴉相似的特質：禿鷹喜歡飛得極高極遠，很有活力。同樣的，風型人傾向於活躍、精力充沛、流動，且步履輕快。他們也像狐狸，總是在移動，嗅聞各種氣味，經常挖掘任何引起他們興趣的東西。最後，這類人也被比喻為烏鴉，烏鴉幾乎甚麼都吃，具侵略性，聲音嘶啞。

㈡以膽體液為主導的人，胃口特佳，即使在吃喝後不久也是如此。這是因為他們體內多熱，同時缺少水元素。熱的特質使他們非常口渴；他們的猛烈性使他們胃口特強，飲食消化也相當快速，這也解釋為何他們在吃喝後不久，很快又飢渴了。由於火元素的緣故，他們的毛髮和氣色傾向於紅潤或泛黃。

我猜測許多西方人都是膽型。這類人有敏銳的智力，可快速行動，毫不遲緩。他們的性格通常敏銳，具敏銳的記憶和注意力。他們傾向於驕傲、自負及狂妄，認爲自己是自成一類。因此，他們拒絕任何人的指揮，非常善於照顧自己的利益。由於火元素爲主，他們通常多汗且有體味。火不穩定，經常閃動（並不像風大的不穩定，也不像水大或地大的穩定）。因此，膽型人往往有中等的壽命、中等財富及中等身材。在食物偏好上，他們喜歡甜、苦及澀味，以及涼冷的食物。他們容易有強烈的渴望。膽型人像是虎、猴、夜叉（某種嗜血肉的惡魔）。這類人如老虎般精力充沛且具侵略性。猶如猴子，他們機警、反應快速及腳步輕快。猶如夜叉，他們驕傲且自負。

㈢涎型人具有涼的身體，由於他們的關節被肌肉包覆，造成圓胖的外形，而且傾向於過胖。他們以水大和地大爲主導，因此膚色白皙無斑，不太容易餓或渴。他們的姿態挺直。由於地大不活動的特質，這類人具有耐心，即使受到騷擾、事情出錯或事與願違時，也可保持情緒平衡。他們通常性情親切且本性良善。就算被激起情緒，如渴望、憤怒或傲慢，也只會漸次地表達出來，並不衝動。由於水大的主導性，他們可以忍受高溫。由於地大的主導性，也可忍受強烈的飢渴。他們往往有大量財富和龐大的身材，能睡得深沉，具有長壽。他們看起來很容易相處，當他們感到憤怒或傲慢時，傾向於隱忍在內。他們可能會隱忍怨恨多年，最終報復時，則會猛力還擊。至於食物偏好，嗜辣、酸、澀，且喜歡粗糙的食物。涎型人就像獅子、大象及水牛首領。猶如獅子，他們擁有強大的力量和長壽，通常令他人相形見絀。猶如大象和水牛首領，力量極爲巨大。

(四)~(七) 根據上述的風、膽及涎型人，你可推論出複合體液構成——風膽型、膽涎型、涎風型，以及三種體液平衡型的特質。在三種雙重複合體液中，風膽型的身型最小、財富最少、壽命最短。涎風型通常具中等身材、財富和壽命。膽涎型具有相對性較大的身材、財富和壽命。在這七種類別中，三種體液平衡是最佳的一類。

一個人的體液構成取決於胚胎的形成期，終其一生均不會改變。首要的決定因素爲個人的「業」，也就是即將受孕時，那個在中陰的眾生其先前行爲的習氣。第二個因素是受孕時所結合的男女生殖物質其三種體液的相對強弱。第三，在胚胎發育的前七個月，父親及尤其是母親的飲食與行爲具有極重要的影響。例如母親若食用含高脂肪的食物，會造成發育中的胚胎有強烈的膽體液；如果食用大量沉重且甜味的食物，會造成發育中的胚胎有強烈的涎。儘管如此，決定一個人體液構成的主要因素是在母親子宮內之受孕中陰眾生從許多前世帶到這一世的「業」和習氣。

以上總結了二十五片樹葉所象徵的討論，也就是身體處於未經改變狀態時的人體物質基礎、排泄物及體液。

第二部

處於失衡狀態之人體

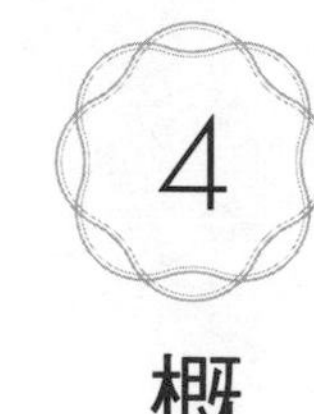

4 概論

醫藥之樹此一隱喻的第一支主幹代表未經改變、處於健康狀態的人體。第二支主幹則代表處於失衡狀態的人體。第二支主幹的第一根樹枝代表疾病的主要成因。第二根樹枝代表失調生起的助緣。第三根樹枝代表疾病進入身體的入口。第四根樹枝代表體液的位置。第五根樹枝代表疾病行經的通道。第六根樹枝代表各類疾病生起的年齡、環境與季節。第七根樹枝代表疾病的結果。第八根樹枝代表體液不調的組合。第九與最終的樹枝代表所有過程的綜合。還有進一步的細分，但目前先不討論①。

第一根樹枝有三片葉子，代表疾病的主要成因，也就是貪、瞋及妄念。從無始以來，苦的基本原因是無明，也是貪、瞋及妄念三毒的根本原因。貪是風失調的主要原因。瞋是膽失調的主要原因。妄念是涎失調的主要原因。由於這三者扼殺我們在靈性解脫道上的進展，因而稱之爲「毒」。

第二根樹枝代表失調生起的四種助緣。第一是季節變化，第二是魔類干擾，第三是飲食，第四是行爲。

關於第三根樹枝，疾病會通過六個入口進入身體。疾病可能先穿透皮膚的毛孔，在肌肉中擴展，在脈管中移動，攀附於骨骼，並落在五個實體器官與六個中空器官上。五個實體器官是心、肺、腎、肝與脾。六個中空器官是胃、膽囊、小腸、膀胱、生殖腺及大腸❶。

第四根樹枝代表疾病的位置，和體液失調的位置有關。一方面來說，這種失調會發生在全身各處，但涎失調主要發生在腦部，與水大、地大及妄念有關。膽失調和熱、火大及瞋恨有關，在身體中段發生，特別是在肝、膽囊及橫膈膜。風失調與風大及執著煩惱有關，主要發生在臀部、腰部與大腸。代表涎、膽、風的主要位置之三片葉子相應於身體的

①關於醫藥之樹的所有樹根、主幹及樹枝等的列表，紀錄在《藏醫百科全書》(*Encyclopedia of Tibetan Medicine*, Vaidya Bhagwan Dash, Delhi: Sri Satguru Publications, 一九九四）第一冊，第一一三～一三六頁。

❶中醫稱實體器官為臟，中空器官為腑。中醫的五臟為肝、心、脾、肺、腎，六腑為膽、胃、小腸、大腸、膀胱、三焦。只有三焦的部分不同於藏醫。

上、中及下部。

至於第五根樹枝，體液失調會經過十五條通道。風失調移動於屬人體物質基礎的骨骼、耳朵的感官、觸覺的感官、屬實體器官的心臟及其命脈，以及屬中空器官的大腸。膽失調移動於屬人體物質基礎的血液、屬排泄物的汗液、眼睛的感官、屬實體器官的肝臟、屬中空器官的膽囊及小腸。涎失調移動於屬人體物質基礎的精華、肌肉、脂肪、骨髓、生殖物質、屬排泄物的糞便和尿液、鼻子與舌頭的感官、屬實體器官的肺臟、脾臟、腎臟，以及屬中空器官的胃和膀胱。

處於未經改變的狀態時，身體的二十五個成分——七種人體物質基礎、三種排泄物、五種風、膽、涎的類別——並不會過多、不足或被擾亂，人體便處於健康狀態，體液則可促成整體消化過程正常運作，使精華轉化為血液等。如此一來，人就可以長壽。反過來說，當一種或多種體液過多、過少或被擾亂，或是飲食及行為不健康，就會造成身體被改變的情況。要了解身體被改變的狀態，必須要辨認出疾病的成因與助緣。

我將以五個主題來討論疾病的性質：㈠疾病的成因、㈡促成疾病的條件、㈢疾病進入的方式、㈣體液失調的特性、㈤疾病的分類。所要討論的根本問題是：要治療的是什麼？這個問題的簡單回答是：人體失調之所以產生，端看五蘊，也就是色、想、受（包括愉悅、痛苦和中立無感）、行（包括廣泛的思想過程）及識（五種感官的識及意識）。五蘊的第一種屬於物理層面，後四種則屬於心理層面。

人體的十種致病因素（包括七種人體物質基礎與三種排泄物）之中，若有任何一種過多、過少或擾亂，三種體液便無法正常運作。反之，三種體液若有任何一種過多、過少或擾亂，也會爲十種致病因素帶來疾病。再者，若三種體液之一失調（過多、不足或擾亂）也會造成其他體液失調。例如膽過多會抑制涎，造成涎過少。體液與人體物質基礎之間存在著相互關係。因此，若採取步驟糾正單獨一種失調的體液，可能會相應地造成其他的體液失調。

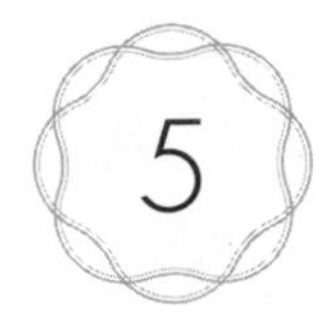

疾病的遠因

疾病的成因有兩種：遠因與近因。而遠因又分一般與特定的原因。根據佛教的世界觀，我們從無始以來已擁有過無數無量的身體，但不全然都是人身。我們曾轉世為多種有情眾生，包括動物。在這許多生世之中，我們重複地相互殺害與吞食。由於我們的前世橫跨了無數劫，期間還受到貪、瞋及妄念三毒的牽制，並導致我們投胎為各種動物、人類及許多其他種類的有情眾生，因此，疾病的一般遠因之所有範圍是難以言表的，想要列舉疾病的各個一般遠因也是不可能的。

然而，所有這些無量無邊的疾病，其遠因都源自同一個根本原因。根據佛教，有情眾生出於無明，認為個人身分是獨立、本具的實體，但它實際上卻不存在；這種無明，也就是「我執」，是疾病的根本遠因。再度重申，實際上，「我」並非以獨立、本具的實體存在，但由於無明的影響，我們強加執取為本來就有的具體存在，這便是疾病的根本成因。

打個比方，無論鳥飛到哪兒，它的影子都必然伴隨。鳥兒飛得再快再遠，也永遠無法擺脫自己的影子。同樣的，只要我們受制於將「我」執以爲實的無明傾向，就容易受到疾病的侵害。疾病的主因既已存在，只需要助緣就能將之啓動。雖然每個人都希望長壽、快樂、健康、安樂，但只要將「我」執以爲實，就永遠無法免於疾病。簡言之，只要我們被無明所牽制，則無法免受疾病傷害。

疾病的普遍成因包括外在與內在現象。外在原因如武器、岩石、意外、碰撞等。內在原因是三種體液：風、膽、涎。根據這些外在與內在成因，無數的疾病就在體內生起。

對治我執有許多方法，但這類方法也有障礙。首先，大部分人都認爲即使他們下功夫學習，也毫無意義。多數的非佛教徒並不接受那些方法的有效性，而許多佛教徒即使表面上相信，也只是嘴上說說，並沒有實際執行①。

①關於以觀修方式斷除我執的清晰且富實修經驗的說明，可參考《了悟空性：培養中觀的洞見》（暫譯）（Gen Lamrimpa, *Realizing Emptiness: The Madhyamaka Cultivation of Insight*, trans. *B. Alan Wallace*, Ithaca: Snow Lion, 一九九九）。

釋迦牟尼佛原本和我們一樣是凡夫，透過追尋眞理，他發現對治與消除我執的方法，因而達到證悟，並從苦的根源解脫。要了解對治我執的方法，我們必須熟習四聖諦：苦諦、集諦、滅諦及道諦。對治並最終消除我執的實際方法，就在止息痛苦的道諦中。這些方法在本質上包含了戒、定、慧：以持守戒律的生活爲基礎，在禪定中安定自心，由此培養洞徹實相本性的智慧洞見，而此洞見即可直接對治並消除我執。

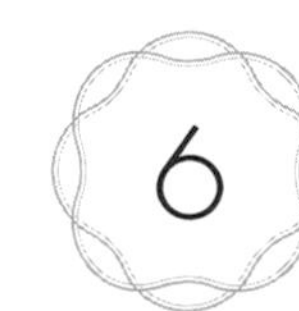

體液失調的累積、引發及平息

體液失調的累積、引發與平息，與下列有關：(I)成因、(II)本質、(III)不同疾病階段的季節①。

成因

當具備粗、輕、細、硬及動特質的食物和藥物與暖的力量結合時，會導致風體液在其本身的位置（如骨骼）增長，因而累積了風失調②。雖然粗等等的特質因與風的特質相應而增加風體液，但當它們和暖的力量結合時又會壓抑風體液，因此風失調（於此時）不會

①這些主題均可見於洛桑滇津所著的《藏醫教本》第一冊，第二八四～二八九頁。

②有八種力量源自五大元素：重與油對治風失調；涼與緩對治膽失調；輕、粗、熱與烈對治涎失調。見《藏漢大辭典》（*Bod rgya tshig mdzod chen mo*，成都：民族出版社，一九八四）第一五二七頁。

顯現。當具有粗等等特質的食物和藥物與涼的力量結合，已經累積在自身位置的風失調就會被引發。這些特質與涼的力量之獨特組合，抵消了原本對風失調的壓抑。最終，當風失調被這些原因引發時，就要用具有油、暖、重、軟、堅實特質的食物與藥物對治，便能平息在其本身位置的風失調。

同樣的，當具有烈、油、味道①、催瀉及潮濕特質的食物和藥方與涼的力量結合時，會導致膽在其本身的位置（如血液及汗液）增長，因而累積了膽失調。雖然烈等等的特質因與膽的特質相應而能增加膽，但當它們和涼的力量結合時又會壓抑膽，因此膽失調（於此時）不會顯現。當食物和藥物的烈等等特質與熱的力量結合時，已經在本身位置的膽失調就會被引發。這些特質與熱的力量之獨特組合阻止了原本對膽失調的壓抑。最終，當膽失調被這些原因引發時，就要用具有緩、乾及涼特質的食物和藥物對治，便能平息在其本身位置的膽失調。

同樣的，當具有重、油、緩、滑、穩定與黏性特質的食物和藥物與涼的力量結合時，會造成涎體液在本身的位置（如精華、肌肉和脂肪）增長，因此累積了涎失調。雖然重等等的特質因與涎的特性相應而增加涎，但當這些特質與涼的力量結合時又會凝固及凍結涎，因此涎病尚無法顯現。當食物和藥物的重等等特質與暖的力量結合時，已經在其本身位置累積的涼涎失調就會被引發。這些特質和暖的力量之獨特組合阻止了原本對涎失調的牽制。最終，當涎失調被這些原因引發時，就要用具有粗、輕、烈及動特質的食物和藥物對治，便能平息在其本身位置的涎失調。

基本性質

在個人飲食、行爲、環境與季節的影響下，風、膽、涎會逐漸在自身的位置增長，因而累積失調。由於上述助緣擾亂及煽動了人體物質基礎，人因而渴望攝取與被擾亂體液之特質相反的飲食。例如當風失調累積時，人會渴望具油性及重等等特質的食物——這與風相反。同樣的，當膽失調累積時，人會渴望具涼和緩等等特質的食物。當涎失調累積時，

①此特質（藏文 dri mnam pa，「提南吧」，指具氣味或臭氣）兼具滑與潮溼。

人會渴望具輕和粗等等特質的食物。這是累積的基本性質。

在個人飲食、行為、環境及季節的影響之下，累積在本身位置的失調體液會進入身體的其他部位；比如：風失調會侵入涎與膽的位置，導致身體不適。疾病的個別症狀會顯現在脈搏與尿液。這是疾病被引發的基本性質。

致力於健康的飲食、行為、醫療與環境，再加上季節的影響，體液會再度於本身的位置達到平衡，身體不適的症狀等將消失。這是平息失調的基本性質。

季節

在初夏（五月到六月），由於環境的輕和粗糙、體液構成、飲食與行為——這些全擁有類似的特性，便會累積風失調；但由於暖，失調症狀尚不會被引發。風失調會在夏季（七月到八月）被雨水、風和涼冷引發；並在秋季（九月到十月）被該季節的油性和暖平息。若風型人攝取帶苦味、具輕與粗糙力量的食物和藥物，並進行輕盈和粗糙的行為，由於所有因素的同質性，風會在其自身的位置增長，風失調也因此累積。但由於初夏季節的強烈暖熱，風失調的增長和累積會被稍微緩和或壓抑，因此不會被引發。但接著在夏季晚期，由於受到風雨所導致的涼冷影響，初夏時累積在自身位置的風失調會被引發。到了秋季，當夏季的風雨停止後，在寒冷的冬季降臨前，該季節的油與暖的力量因相反於風的特性，便會平息在自身位置的風失調。

七月到八月這段期間的特質是油與涼。油性會造成膽增長，但此季節的涼爽則壓抑之，因而防止了膽失調的引發。由於這個季節在印度是雨季，因此十分涼爽。隨後，從九月到十月，先前氣候的油之力量被保留，但暖的力量興起，使膽被引發，造成不平衡。冬天具涼的力量，自然就止息了膽失調。

通常膽失調在夏季晚期累積，但不會被引發。然而在夏季，若居住的地方帶有乾、熱及烈的力量，加上若此人年輕，就可能引發膽失調。也就是說，在夏季晚期天氣可能反常，並有熱與烈的性質，這將導致膽失調進一步累積。若是膽型人，並吃過量辣與酸的飲食，症狀將更爲加劇。若進行猛烈、費勁或粗暴的行爲，這類失調會更加惡化。

由於所有各類因素的聚合，膽會增長並累積失調。何以致之？夏季晚期（或雨季）帶

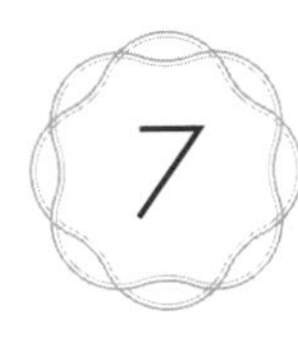

7 造成疾病的助緣

造成疾病的一般助緣

有四種條件能造成失調，它們可再分爲一般與特殊的類別。不當的醫療是造成疾病發生的一般助緣，而前生以來所累積的「業」則是特殊的影響，能造成疾病在體內生起。舉一個醫療不當的例子：某人罹患膽失調，也正確地認知這一點。他可能去查閱描述特定藥草配方功效的藏醫書籍，並找出據信可以緩和膽失調的藥方，但服用該藥物實際上反而可能加重病情。雖然是膽的藥物，患者也有膽病，但若不了解特定膽失調的獨有特質，將無法正確知道哪一種或多種療法的組合才是有效的，以致錯誤用藥而可能加劇病症。

同樣的理由，在西方有許多藥物無法直接從櫃檯買到。若不了解某些藥物的特定效用，許多藥物可能致險。爲了保護消費者，這些藥物必須由醫師開藥方才能取得。相同的，在藏醫學中，若沒有一位熟練且具經驗的醫師開藥方，選擇藥方必須非常謹慎，這是很重要的。

在我這輩子中，藏醫學傳統已出現一個新的走向。於我出生前，有一些紙本典籍簡述特定藏醫草藥及礦物等藥方組合的功效。這對那些僅僅依據書上粗略描述就嘗試自我診斷並選擇藥方的人帶來一些危險。但當我少年時，在西藏已有新書的著述。這些書更詳盡地描述藏藥的療癒功效，以涼、輕、粗等方面描述草藥的特定功能，並仔細說明不同種類的體液失調，指出哪些藥物對哪種疾病具有效用。這類作品助益甚大，我相信這是邁往正確方向的一步。這些書籍還未翻譯爲西方語言。目前已經翻譯的資料往往極爲簡略。若西方人嘗試使用這些簡略的書籍，在非常薄弱的基礎上自我診斷及治療，反而會害了自己。

另一種可能狀況是：一個人吃的藥物，起初是正確的，但若他在逐漸好轉時繼續吃同樣的藥，反而會使病情惡化。也就是說，一旦體液恢復均衡，則不該繼續吃藥，否則會再次展開體液失調。這是另一個造成疾病的一般助緣。吃太少藥物也可能有害，但一般而言，服用草藥不太會有此類問題。如果吃太少，也不太會造成傷害。

另一個造成疾病的一般助緣是受到魔擾。非人有許多種，如惡魔、精靈等。「元素性」的惡魔力量稱爲「部多」，會造成數種傳染病。當這類疾病從某個人傳給另一人時，患者症狀可能會被魔擾加強，使疾病延續並無法以藥物治癒。

一般而言，一位藏醫需要了解四百零四種不同的疾病種類，又細分爲一千六百十六種失調（四百零四種的四倍）。在這一千六百十六種之中，第一組一百零一種包含偶發的、相對輕微的病症。這些病症會被不當的飲食或行爲引起，也會自然痊癒。若因這類疾病去求診及吃藥，就猶如跌倒了還請別人攙扶——自己其實可以不須他人幫助而站起來的。第二組一百零一種疾病，若經適當醫療就可痊癒，否則將會致命。第三組一百零一種疾病，是因過去的「業」而生起，即使施加醫療，通常還是以死亡結局。但若得到治療，並以善行和靈性修持淨化過去的「業」，那麼即使疾病未被根治，也有可能延長壽命。第四組的一百零一種疾病是由魔擾所致，若不採取額外行動以驅魔或對治這些影響，僅僅醫療是無法奏效的。就另一方面而言，有時候，即使不採取醫療，對治魔擾的方法本身也可能奏效。

隨著藏醫藥實行的改變，情況在過去二十多年來變得容易多了。當我年紀還小時，藏醫通常給予粉狀藥物，他們會給病人一支小圓匙，以測量草藥配方的份量。但人們會草率行事，只量半匙，或超過一匙，或乾脆用不同的湯匙。如此一來，他們通常服用過多或過少藥物。但經過了數十年，藏醫普遍上將藥物製成小藥丸，因此病人能容易地服用正確的藥量。

即使有了藥丸，要如何知道自己服藥的時程是否太長或太短？一般而言，若服藥期太短，對你無效但也不會有害；即使服用期太長，也不會造成什麼傷害。若罹患膽失調，並服用過量膽的藥物，可能會帶來一些傷害；但若服用風失調藥物的期間過長，只會使人更加平靜。以涎失調而言，無論如何都要長期服用藥物，因爲這種失調甚爲緩慢，不會很快痊癒。

例如有許多不同種類的腫瘤，包括癌症腫瘤，與風、膽、涎有關。若腫瘤和膽失調有關，它會長得相當快；若和風失調有關，它會交替生長及減輕；若和涎失調有關，則長得很慢，而且症狀不多。與涎有關的腫瘤缺乏症狀，未必是件壞事。事實上，在各類腫瘤中，與涎有關的腫瘤是最好的，因爲此類腫瘤相當容易透過手術或草藥治療。具危險性的腫瘤和風與膽失調有關。和膽失調有關的腫瘤是最糟的，因爲它們會在短期內長得很大，即使以手術切除，由於具膽的性質——有侵略性、傲慢且移動迅速——這類腫瘤可能會迅速蔓延到身體的其他部位。

於共產黨統治下，在西藏編纂的現代醫學課本，大量的資訊被綜合爲單一文本。我認爲這種嶄新的呈現方式，對正在接受完整藏醫藥訓練的學生是有害的，這可能導致他們相信傳統論典已被淘汰或無關緊要。但這種取向對簡介藏醫學系統是有用的。以這個角度而言，一開始將這些資料介紹給西方，還算有益。爲此還得感謝中國共產黨。他們做的是從許多傳統藏醫典籍中綜合材料，但刪除了傳統中一切有關靈性方面的參考文獻。因此，他們只處理身體、健康、疾病等純生理層面，並省略此學科的所有靈性深度與分支。

我有一位遠親，名爲貢噶．朋措，在拉薩的藏醫學中心職位甚高。一九七〇年代晚期及一九八〇年代，他來印度探訪我，描述他的同事們如何依據舊典籍撰寫新的藏醫書籍，還讓我看他們的作品範例。他發現這些新書的作者們倉促拼湊《四部醫典》的傳統敘述方式，他告訴這些作者，這種方式也許適合西藏的年輕人，但他並不覺得那些作者願意接受他可能提出的任何建言或批評。我認爲這麼做的人的確改變了藏醫藥的整體傳統，如同持續著文化大革命所鼓吹的潮流。一九八九年，他最後一次造訪，並給我看一些其同事們的近期作品。那些同事編纂新教科書的理由是：今日的西藏年輕學生拒絕研究傳統論典，因此他們必須以現代作品教導學生相關主題。他僅僅微笑以對，因爲他知道自己無法置喙。

貢噶・朋措是位長者，並不鼓吹這種改變，然而他僅能目睹某些自己已無法控制的狀況。事實上，他希望自己能夠阻止改變的潮流，回歸更傳統的教學方式，但他也認知這個追求是無法成功的。這些在中國共產黨控制下的西藏醫師，實際上在模仿現代西方傳統。在藏醫學的傳統訓練中，所有學生都熟習全套《四部醫典》，沒有人僅僅專攻身體的特定部位，如耳、鼻、口等。藏醫學本質上是個整體的系統，學生必須了解身體器官和其他身體部位之間的所有相互關係。但如今由於這些新教科書與教學方法的來臨，藏醫學生像西方的實習醫師般，在這個醫療傳統中接受分殊化專科訓練，如眼、耳、鼻等疾病。這種取向和藏醫學的整體精神是對立的。貢噶・朋措被卡在兩個世界之間，並因這些改變而沮喪。

8 疾病進入人體的模式

造成疾病的因和助緣猶如拉開弓箭。一旦貪、瞋及妄念三毒生起成爲疾病的主要成因，並和造成疾病的必要助緣結合，風、膽、涎就會如箭一般將疾病射向靶心。弓箭手就好比助緣，包括季節、魔擾，以及飲食和行爲。一旦這些因素潛入人體，並製造體液失調，此干擾造成各種體液所處位置的其他疾病。簡言之，風失調一般位於骨骼；膽失調位於血液、膽及汗液；涎失調位於其餘的人體物質基礎——也就是肌肉、精華、脂肪、骨髓、生殖物質、糞便與尿液。我們必須知道所有人體物質基礎彼此之間的相互作用。例如持命風失調會造成能化涎不平衡，這會減少能消膽，並進一步削弱伴火風。

疾病進入身體的六種管道如下：首先，疾病在皮膚上散布，然後透過肌肉擴展，經過脈管，攀附於骨骼，落在實體器官（心、肺、腎、肝、脾），然後落於中空器官（胃、膽囊、小腸、膀胱、精囊與卵巢及大腸）。風失調位於骨盆、關節及皮膚（能感受觸覺的部份）、耳、大腸（特別是上行橫結腸）。這些是感受風失調的症狀之處。在這些部位中，風失調的主要地點是大腸。

膽失調的主要位置及其症狀位於小腸、血液、汗液、精華、漿液、眼與皮膚。在這些部位中，膽失調主要位於小腸，食物消化之處，也是我們感受到這些疾病的部位。如同風失調，膽失調的實際症狀會在這些部位被感受到。膽失調在皮膚上的症狀與風失調在皮膚上的症狀不同。皮膚上的膽失調症狀包括發癢、發紅，這和淋巴系統有關。相對而言，若風失調展現在皮膚上，會造成麻木和對冷熱無感。當身體處於平衡狀態，位於皮膚的變色膽會使人氣色清朗健康。可是，當變色膽處於失調狀態，就會造成發癢等症狀。

涎失調的位置是在胸、喉、肺與頭部。這類失調是周遍的，在造血前就存在於精華中，但並不在血液中。此外，它們也位於肌肉、脂肪、骨髓、生殖物質、尿液、糞便、鼻、舌及胃（食物尚未消化之處）。如同前面兩種情況，涎失調生起的部位，也是感受到其實際症狀之處。

學傳統列出了五種哮喘，其中主要的一種意味著涎體液過多。所有哮喘基本上都是涎體液失調，但又可分爲五種。有的哮喘意味著涎與膽失調、涎與血失調、涎與淋巴液失調等。此種失調位於肺部，症狀包括打噴嚏與呼吸困難。

接著談人體物質基礎。精華過多的症狀和涎過多的症狀相同，所以有混淆兩者的危險。血液過多的症狀之一是皮膚上遍布大大小小、圓形發癢的斑點皮疹，皮疹周圍的皮膚十分粗糙。根據流傳的西藏傳說（並非醫學傳統文獻），若這些斑點圍繞頸部一圈，就是將死的徵象。這些斑疹呈紅色，中心稍暗，周圍的肌肉粗糙且不平滑。另一個血液過多的症狀是在胃與小腸形成瘤（藏文 bras，「疊」）。這些瘤可用手術去除，但往往會復發。所有脾失調、各種痲瘋、血液與膽體液失調，以及大多數（但並非全部）的腫瘤，均來自血液過多。在這種過多的情況下，眼睛會變黃色，眼睛上方的皮膚、眼瞼及牙齦會變紅腫。

肌肉過多的症狀，包括甲狀腺腫、囊腫或結節性腫塊，例如皮下結節、皮膚囊腫及脂肪瘤。這些囊腫或結節性腫塊會出現在腋下的皮膚、耳後、喉、腹股溝及臀部以上的下腹部。這些硬瘤大部分長在皮下，但會稍微突出表皮。如果長在四肢或背部，則不嚴重。但若長在喉部、耳後、腋下、腹股溝或下腹部，就可能有危險。在西方，由於害怕這些囊腫會致癌，因此常會以手術去除，但也可能帶來有害的影響。若這些囊腫是由於膽體液過多造成，手術移除可能有效。但若囊腫是因爲風體液過多而造成，手術反而會加重病情，因爲風會使它們快速擴散，所以囊腫可能會增生。當囊腫加劇，就形成淋巴瘤。根據藏傳醫學，在西方醫學傳統中被診斷爲淋巴瘤的症狀有兩種：一種和這些擴大的囊腫有關，另一種實際上是血液的擾亂。

脂肪過多的症狀，包括筋疲力竭、無精打采及貧血（anemia，可能被誤診爲低血糖）。此外，身體變得沉重、人變得迷茫、智力變得遲鈍。無論男女，都會胸部變大、腹部突出。

骨骼過多的症狀，包括骨刺及牙齒不正常增生。骨髓過多的症狀，包括感覺身體沉重及視力不佳。生殖物質過多的症狀包括腎、膀胱與尿道結石，以及性慾旺盛。

至於排泄物，糞便過多的症狀，包括感覺身體沉重、腹脹、腹部發出咕嚕聲（腹鳴）、身體僵硬導致移動困難。尿液過多的症狀，包括尿道刺痛，以及即使已排尿但還是覺得有尿意。汗液過多的症狀，包括排汗時，身體發出刺鼻及厭惡味，以及發癢（即使沒有皮疹或粉刺）。

體液過少的症狀

我將描述個別體液和人體物質基礎過少的症狀。如果風不足，對任何事務都提不起勁，不太想說話，也會與自己的情緒疏離。例如可能很快樂但並未特別自我察覺。風體液不足，人的正念清明度和記憶力都減退。請注意到涎體液過多及風體液過少的症狀實際上是相同的。唯一的不同是風不足時，人不想講話，但這並非涎體液過多的症狀。

膽體液不足的症狀包括身體的暖及皮膚的光澤減退。會感到冷，氣色變得暗沉。

若涎體液不足，身體就不能適當地生產精華，並逐漸造成體重減輕。涎體液不足和風體液過多很容易混淆，但兩者並不相同。與涎有關的元素是水大和地大，當腦中的這些元素減少時，會削弱腦中涎的運作，造成眩暈與心悸。尤其是能合涎的消耗，會使所有關節都感到鬆動或鬆弛，因爲能合涎的作用便是維持關節的堅實。

現在要談談七種人體物質基礎。精華缺少的症狀包括體重減輕及吞嚥困難。皮膚呈現粗糙感，人也變得對大聲的噪音非常敏感。這些症狀看似風失調，但潛在的疾病不同。

血液不足的症狀是脈管變得鬆散，也就是說脈診時，觸碰血管的感覺並不扎實。相反的，血管感覺起來好像空空如也那般地軟弱無力。靠近表皮的血管也不像平時那般突出，反而宛若陷入肌肉之中，如同中空一樣。此外，皮膚呈現粗糙感，血液的溫度降低，導致身體寒冷。

肌肉缺乏的症狀是關節彷彿遭人毆打那般不適、體重減輕，並感到皮膚似乎貼附著骨頭。

脂肪缺乏的症狀是睡得很少、身體變瘦及氣色偏青。

骨骼缺乏的症狀，包括掉髮、牙齒退化，因此很容易破碎或掉落、指甲發育不良與歪曲。

骨髓缺乏的症狀，包括感覺到骨骼中空猶如充滿空氣、感到眩暈，以及「視覺矇矇矓朧」。這種視覺曚曨或模糊感，會發生在糖尿病患者。

生殖物質缺乏的症狀只和精子有關，因爲女性的生殖物質永遠都不缺乏，即使是在更年期之後。當精子不足時，會射出血液而非精液、性方面的樂趣減低，以及在尿道、膀胱、睪丸感覺灼熱。

現在談談排泄物。糞便缺乏的症狀，包括腹腔咕嚕響，以及腹部充滿氣的感覺，這會導致心悸，意味著心臟、肋骨及胸骨會短暫地間歇性不適。

尿液不足的症狀，包括尿液變色、排尿困難，以及每次排尿時尿量都很少。

汗液缺乏的症狀是皮膚龜裂及體毛倒豎且容易掉落。當任何較微小的排泄物不足時，如眼、鼻、耳的分泌物不足，這些部位就會不舒服。當每種人體物質基礎都平衡時——它們都在各自的位置適當運作並彼此協調，三種排泄物就會平衡，不會過多、過少或被擾亂。

最細微的精華位於心臟後方的命脈，強烈的悲傷、創傷或焦慮都可能導致其衰減。不足的症狀爲經常感到焦慮、恐懼，甚至恐怖；健康普遍衰退；失去體重、活力和氣力；情緒脆弱，以及對任何活動，包括工作與遊戲，都失去興趣。對一切事物覺得冷漠、身體的光輝減退。要治療這類缺損，應從合格的藏醫師那兒取得藥物。攝取甜食、富含營養的食物，以及一種超級補品的命力精華藥丸，也會有幫助。此外，應該攝取春藥增強性慾；剛從羊或牛的乳房擠出來的奶汁，在還未失去溫度前喝下；肉汁，以及醫師建議的其他補品。這種非常細微的精華是長壽與生命活力的基礎，因此藉由治療此精華的不足，壽命將得以增長。

擾亂的症狀

擾亂的症狀只和三種體液有關。我將先談談風擾亂的一般症狀。風擾亂的症狀之一是一種「空、浮的脈象」，也就是說首先於診脈時可清楚察覺到脈，但脈搏隨即消失或變「空」。另一症狀是小便時，當尿液仍然溫暖時，其顏色如山泉一般清澈，而當尿液冷卻時，就變得更加清澈透明。

分析尿液時，要檢驗九種特色。當尿液還溫熱時，必須檢驗其：㈠顏色、㈡水氣、

㈢氣味、㈣泡沫。當尿液稍冷，依然微溫之際，檢驗其：㈤尿膜或混濁度、㈥油膩表層或乳糜。最後，當尿液變涼，則檢驗：㈦尿液顏色的層次、㈧尿液變涼時的顏色轉變、㈨尿液完全變冷後的最終顏色。尿液顏色的許多漸層和風、膽、涎，以及體液的兩重與三重結合有關。每種型態都有其特定的顏色模式——從頂部到底部，從中間到邊緣。這是一個複雜的主題，需要耗費二十日才能完整講解。此外，藉由檢驗這些特定模式，可判斷病人是否受到任何魔擾。

在風擾亂的情況下，尿液幾乎沒有氣味或水氣，浮沫的泡泡「大如水牛眼」。尿液冷卻後，最終顏色偏藍如剛排出時一般，也就是像山泉那樣清澈、透明。

由於風體液的能動性，此種失調的症狀是間歇性的，並在體內四處移動。即使患者並未十分辛勤地工作，也容易感覺筋疲力盡且經常嘆息。心也變得不穩定，如同注意力缺失症，無法長久專注於任何事物。此外，雖然通常和癲癇無關，但患者可能感到眩暈，有時甚至昏厥。也可能會聽到耳朵裡有轟轟聲，聽覺受到削弱。舌頭變得乾燥、泛紅及粗糙，無法清楚分辨食物的味道。此外，吃的食物似乎帶有澀性。

患者也會感到刺痛與其他種類的不適在體內四處移動，不適感並不會長久停在任何一處。此間歇性的不適，包括發癢，可能會特別發生於臀部或手臂。患者有時也會感到寒冷、發抖、起雞皮疙瘩，以及身體各部位的肌肉抽搐。風失調位於有觸覺感受的地方，這不單指皮膚，還包含了任何有觸覺的部位。風的擾亂可能造成心不在焉及健忘。例如想要從事某項任務，但時間一到卻毫不記得。身體似乎輕盈但僵硬，也可能覺得歪斜、駝背與不舒服。會覺得皮膚與肌肉分離，骨骼和關節斷裂，關節如脫臼般疼痛。

所有知覺感官都覺得有所侷限。眼睛覺得緊繃和受限，全身也是，好像被綁起來一樣。移動身體時，會覺得全身疼痛。夜裡會經歷失眠，白天也會過度打呵欠，身體容易發抖。會想再三地伸展，變得急躁，很容易心煩。臀部關節和股骨會特別不適，好像被棒打一般，背部亦然，特別是在第六和第七節頸椎附近。下顎骨也疼痛，可能會覺得想要嘔吐，也會乾嘔，但除了泡沫，其他什麼也吐不出。此外，可能會腹脹與腹部咕嚕響。因風擾亂所造成的腫脹與腫瘤大小會變異，在某處出現又消失。風擾亂的症狀在夜晚、黎明及消化食物後特別明顯。

現在談談膽體液擾亂的一般症狀，脈象滿溢，也就是診脈時會覺得脈很飽滿。脈搏則是細、快、緊，猶如在吉他上繃緊的弦。至於尿液的特性：橘色、惡臭，有大量水氣。攪動尿液時，會有快速形成及消失的小泡泡。

膽擾亂的其他症狀包括頭疼、體內有過度的熱氣、口中有酸味。舌頭覺得厚，並覆蓋著淺黃色的涎，如膠水般具黏性。鼻孔乾燥，眼睛鞏膜變黃。因膽擾亂而在體內任何一處生起的疼痛會固定於該處，而不像風擾亂般四處移動。夜裡睡得很少，但在下午很難保持清醒。咳嗽時，會咳出橘色的唾沫，唾沫中有同樣顏色的泡沫。唾液可能會有鹹、苦或酸味，但苦是最常見的味道。患者往往會口渴，而且由於膽和血液的擾亂，容易上吐下瀉。以糞便鬆軟或腹瀉的患者來說，其糞便也許會有膽體液和血液。若嘔吐，也可能吐出膽體液與血液，味道很苦。汗液變得惡臭。糞便帶橘色且氣味腐臭難聞。

患者的面容與牙齒都帶有淡橘色。膽擾亂而造成的腫脹及各種腫瘤往往會生長快速。若長在靠近表皮之處，會迅速從皮膚冒出且出膿。若腫瘤在肺形成，也會出膿並從口中冒出，但皮膚上沒有外在症狀。若腫瘤長在喉部，也會生膿並從口部排出。因膽擾亂所產生的癤會快速生長、破裂、化膿。膽擾亂的症狀在正午、午夜及正在消化食物時將特別嚴重。

涎體液擾亂的症狀爲脈搏「沉」或「鈍」，也就是微弱、緩慢及不易察覺。若講得清楚些，則當身體處於平衡狀態時，脈搏在醫師的一呼一吸之間會跳動五次。一般的經驗法則是：若在醫師的一呼一吸之間，病患的脈搏跳動超過五次，意味著罹患熱病；若脈搏少於五次，則意味冷病。

涎擾亂的情況下，尿液顏色蒼白，氣味或水氣很少；尿液的泡沫柔滑如唾液的泡沫。由於能味涎功能失常，導致無法清楚嘗到味道。牙齦與舌頭變得蒼白，鞏膜變白且黯淡。臉有點腫。鼻涕與口中的黏液增加。人會變得迷茫，如同突然發現自己身處異地一般。身心都感到沉重，沒有胃口。體內沒甚麼溫度，消化力減弱。骨盆和腎臟可能會不舒服，身體有腫或脹的感覺。涎擾亂會產生甲狀腺腫，並且因能化涎功能失常，在攝取飲食後，會再咳出來。或者，若上行風並未使患者咳出飲食，下行風會在飲食未消化前就將它們當成排泄物排出。正念、記憶及視覺都變得不清楚。不分晝夜都變得毫無生氣、冷漠、緩慢。

即使沒有皮疹或粉刺，皮膚也可能發癢。由於能合涎功能失常，大小肢體都會覺得僵硬，包括腳趾、手指、手臂、手掌、腿等。由於肢體僵硬，伸縮非常困難。此外，患者容易變得過胖。這些症狀會特別出現在黃昏、早晨及剛吃完食物的那一刻。

以上總結了各種人體構成在過多、過少與擾亂時的症狀。所有失調都包括在這些類別中。任何兩重或三重體液結合之過多、不足和擾亂的症狀，也可根據前述的討論加以推斷。單一體液的擾亂極爲稀少。了解三種體液的過多、過少與擾亂的症狀，有助於釐清各種失調。

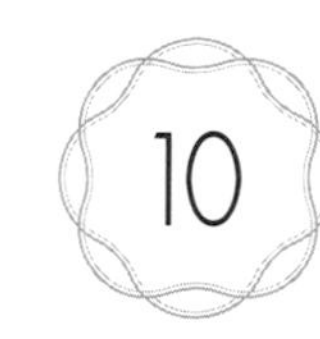

疾病的分類

疾病分類的基礎在於其：(I)成因、(II)展現於何種身體類型、(III)失調本身的特性。

以成因為基礎的疾病分類

以成因為基礎的疾病分類，與心的三毒有關（貪、瞋與妄念），這三者是一切疾病的根本成因。一般而言，疾病的產生來自此生的因素，並結合了諸多前世所累積的「業」。更精確而言，疾病是由三種成因造成：(A)此生的成因、(B)諸多前世所累積的「業」、(C)此生成因和前世所累積的「業」結合。

(A)此生導致疾病的因素有兩種：(一)內在的、(二)外在的。

(一)內在的成因，包括自然出現在體內的三種體液之擾亂。前面已論及三種體液如何因過多、過少及擾亂而成為疾病的因素，這些是此生疾病的基本成因。

㈡在此生中，有偶發的、外在的條件導致疾病。這可分爲三類：(a)毒藥；(b)武器，如矛、劍、石、毒箭。現代世界則存在各種新的化學、生物及核子武器；(c)魔擾。

(B)在三種疾病成因中，第二種是「業」，如殺生等十種惡行。十惡業中，三種和身有關（殺生、偷盜、邪淫），四種和語有關（妄語、兩舌、惡口、綺語），三種和意有關（貪欲、瞋恚、邪見）。因此，由前世所來任何惡「業」或惡行的成熟，是三種疾病成因中的第二種。

(C)第三種疾病成因意味結合此生的因素與先前的「業」。特別是此生的三種體液會受到前世惡行的成熟所影響，尤其是十種惡行。

一般而言，此生有四種因素會造成疾病：㈠季節、㈡魔擾、㈢飲食、㈣行爲。此外，微小的起因常常對人的健康有重大影響。例如輕微的失調可能受到其他情況影響，而導致非常嚴重的健康問題。我們無法一直依據前述四種因素來完全解釋這種效應，當這種情況發生時，我們推斷，一定有前世所累積的「業」之影響。

魔擾包括來自非人媒介的各類廣泛影響，包括行星、天人、夜叉①、部多（浮陀）②、龍③、惡靈④、有害地靈⑤。根據藏醫學傳統，龍與有害地靈常常導致各種腫瘤的形成。以這種情況而言，在西藏傳統中，首先會對這些個體進行獻供與安撫的儀式，等到儀式完成之後再給患者藥物，兩種方法的結合往往能使治療奏效。

此外，還有其他三百六十種個體會佔據人體，因而改變其心智與人格特質。許多心理疾病，至少某部份，都歸因於這些個體的影響。在許多心理失衡的情況中，有特定的方法可以鑑定在各種非人媒介中，哪些是疾病的成因。一位熟練的藏醫可根據病患的行爲和其

①夜叉（或音譯為「藥叉」），藏文 gnod sbyin，「諾金」。具威力的衆生，可被召喚前來協助靈性修持，但也會造成身體上的傷害。

②部多（或意譯為「鬼王」），藏文 'byung po，「炯波」。「元素方面」的惡魔力，有一千零八十種。

③龍，藏文 klu，「露」。如同蛇一般的生物，大多居住於水域，如河流和湖泊。從密乘觀點而言，其實際本質是由無明之因緣條件所產生的相關妄念。

④惡靈，藏文 rgyal po，「嘉波」。因執著「我」所產生的惡魔力，實際上，它們包含將顯相具體化的分別念。若以分別念專注想著他們，就會創造這些衆生，而生起為瞋恨的幻相。

⑤有害地靈，藏文 sa bdag，「薩達」，其實際本質是由無明之因緣條件所產生的相關妄念。

他症狀，明確地鑑定是哪種非人媒介導致特定的疾病。這是極爲複雜的主題。但在現代西方，討論這些非人的影響並沒有什麼意義，因爲很少人相信它們的存在。

以上結束了就成因來分類疾病的討論。

以身體類型爲基礎的疾病分類

在第二種疾病分類中，有五種失調的次分類：男性、女性、小孩、老年人，以及普遍出現於每個人的失調。

僅限男性會罹患的疾病包括：㈠精子缺少；㈡「精子過多」，指的是性欲過於活躍；㈢～㈧六種造成睪丸腫脹的疾病及九種男性性器官的疾病①。這些失調可能因六種因素而生起：㈨風；㈩膽；⑾涎；⑿血失調；⒀結合風、膽、涎的失調；⒁在男性性器官形成癰與膿疱；⒂另一種男性的疾病，似乎在美國相當常見，是陰莖的血管纏結。這會發生在陰莖內部肌肉或陰莖表面，非常疼痛。⒃另一種疾病是尿道收縮，牽涉到腫脹與收縮，因此尿液很難通過尿道。⒄最後一種失調，是睪丸與陰莖有如火灼一般疼痛。上述疾病會因爲風、膽、涎、血，或四者的任何結合而生起。

在女性的疾病當中，有五種關於卵巢、子宮及乳房的失調，它們的生起是因爲㈠風、㈡膽、㈢涎、㈣血，或㈤四者的任何結合。㈥～㈦另有九種腫瘤會在卵巢、子宮或乳房形成，我在解釋良性與惡性腫瘤時將詳細討論。㈤～㈥女性容易患上由微生物造成的兩種子宮疾病。這些微生物在啓動女性的性欲方面有著作用。當女性性欲被引發時，這些微生物也被激發，女性的不當行爲會擾亂這些微生物。最後，㈦～㈢有十六種女性疾病和經血有關。

此外，有二十四種孩童的疾病和其他老年人的疾病⑥。最後，普遍出現於每個人的疾病包括：㈠一百零一種體液造成的失調、㈡一百零一種主要的體液失調、㈢一百零一種根據位置的失調、㈣一百零一種根據種類的失調⑦。

①其中之一意味著男性尿道長膿疱。若這些膿疱出現在陰莖末端，則不嚴重。但若長在尿道內，就會有危險。

⑥請參考《藏醫學精要續》第八十九頁。

⑦最後的一百零一種疾病，在此並無討論，而是記載於《藏醫百科全書》第二冊，第一七一～一八一頁。

每個人都會罹患的疾病

一、由體液導致的失調

在體液導致的失調中，一般的風失調包括(一)～(二十)二十種風失衡；(二十一)～(二十六)六種根據進入人體路徑所導致的風失調②；(二十七)和五種知覺感官有關的風失調；(二十八)～(三十二)由五種風導致的五種失調；(三十三)～(四十二)由風與其他五種膽與五種涎結合而造成的十種失調。有二十六種一般與特定的膽失調，以及三十三種由涎導致的疾病。以上共為一百零一種由體液導致的失調。

在四百零四種疾病中，第一組的一百零一種疾病包括上述由暫時情況導致的體液失調，比如受寒、攝取不健康的食物等。第二組的一百零一種疾病包括由此生的行為所導致的體液失調。第三組的一百零一種疾病包括由前世所累積的「業」所導致的體液失調。第四組的一百零一種疾病包括由於魔擾而導致的體液失調。

二、主要的體液失調

主要的體液失調可能是單一或複合性的。單一體液失調意味著只有一種體液，而複合體液失調牽涉到兩種以上的體液。之外，還有體液大量過多或過少，及極端過多或過少的次分類。

在單一體液失調的類別中，對㈠風、㈡膽、㈢涎的失調，有三重分類：(a)一般、(b)大量、(c)極端；(i)過多及(ii)過少；共有十八種體液不平衡的類型。

在複合體液失調的類別中，有兩種及三種體液的不平衡。例如風和膽的不平衡，若只給予平衡風的藥物，反而會加劇膽失調。同樣的，單是對治膽失調的藥物可能會加劇風失調，因此這兩種治療必須抵消彼此的有害副作用。打個比方，若你在與兩個人說話，當你和其中一個說話時，可能會激怒另一個。你處於無法同時取悅兩者的窘境之中。複合失調也會牽涉到三種體液，使治療變得更複雜，所以治療這類疾病非常困難。

在複合失調中，可能有以下體液均等的過多：㈠風與膽、㈡膽與涎、㈢風與涎。進一步的分類是不均等的過多。如可能會有：㈣風大量過多和膽極端過多、㈤風大量過多

②包括：㈠穿透皮膚、㈡在肌肉中延伸、㈢在脈管中移動、㈣在骨骼中安住、㈤落於實體器官上、㈥落於中空器官上。

和涎極端過多、㈥涎大量過多和膽極端過多、㈦涎大量過多和風極端過多、㈧膽大量過多和風極端過多、㈨膽大量過多和涎極端過多。共有九種體液過多的失調。

至於體液不足的不平衡，可能有以下均等的體液不足：㈠風與膽、㈡涎與膽、㈢涎與風。每一類都包含前述六種不均等的體液不平衡類型，共計有十八種複合體液不足之不平衡。

至於三重的體液失調，第一種分類包括㈠三種體液均等的過多。其他排列組合包括：㈡風極端過多，膽大量過多，涎一般過多；㈢風極端過多，涎大量過多，膽一般過多。類似的排列組合也可應用於涎與膽㈣～㈦，形成共六種分類。然後還有㈧風一般過多，涎與膽大量過多；㈨膽一般過多，涎與風大量過多；㈩涎大量過多，風與膽極端過多。進一步的排列組合：(十一)風與膽一般過多，涎大量過多；(十二)涎與膽一般過多，風大量過多；(十三)涎與風一般過多，膽大量過多；這形成另外六種排列組合。所有排列組合都可以反序列出，也可應用在不同程度的體液過多與過少。這種排列組合包括：風極端缺乏，膽大量缺乏，涎一般缺乏；風極端缺乏，涎大量缺乏，膽一般缺乏。類似的排列組合也可應用在涎與膽。

三重體液失調之過多

體液過多	風	膽	涎
(一)	均等比例	均等比例	均等比例
(二)	極端過多	大量過多	一般過多
(三)	極端過多	一般過多	大量過多
(四)	大量過多	極端過多	一般過多
(五)	一般過多	極端過多	大量過多
(六)	大量過多	一般過多	極端過多
(七)	一般過多	大量過多	極端過多
(八)	一般過多	大量過多	大量過多
(九)	大量過多	一般過多	大量過多
(十)	極端過多	極端過多	大量過多
(十一)	一般過多	一般過多	大量過多
(十二)	大量過多	一般過多	一般過多
(十三)	一般過多	大量過多	一般過多

體液不平衡也有風的一般不足、涎與膽的極端不足；膽的一般不足、涎與風的大量不足；涎的一般不足、風與膽的大量不足。總體而言，三種體液之中不均等的不足有三重分類。例如風與膽的不足，配合涎的大量不足；涎與膽的不足，配合風的大量不足；涎與風的不足，配合膽的大量不足。共有二十六種體液不平衡的類別。

三重體液失調之不足

體液過少	風	膽	涎
(一)	均等比例	均等比例	均等比例
(二)	極端不足	大量不足	一般不足
(三)	極端不足	一般不足	大量不足
(四)	大量不足	極端不足	一般不足
(五)	一般不足	極端不足	大量不足
(六)	大量不足	一般不足	極端不足
(七)	一般不足	大量不足	極端不足
(八)	一般不足	大量不足	大量不足

(九)	大量不足	一般不足	大量不足
(十)	極端不足	極端不足	大量不足
(十一)	一般不足	一般不足	大量不足
(十二)	大量不足	一般不足	一般不足
(十三)	一般不足	大量不足	一般不足

在體液不均的三重結合之中，一或兩種可能過多，而另外一或兩種過少。風可能平衡而膽過多、涎過少。風可能平衡而涎過多、膽過少。同樣的排列組合應用在膽和涎，一共有六種體液不平衡的進一步分類。

三重體液失調之不均 (一)～(六)

體液不均	風	膽	涎
(一)	平衡	過多	過少
(二)	平衡	過少	過多
(三)	過多	平衡	過少

(四)	過少	平衡	過多
(五)	過多	過少	平衡
(六)	過少	過多	平衡

其他排列組合包括：(七)風不足，涎與膽過多❶；(八)膽不足，涎與風過多；(九)涎不足，風與膽過多；(十)風與膽不足，涎過多；(十一)涎與膽不足，風過多；(十二)涎與風不足，膽過多。這些排列組合共有十二種。

三重體液失調之不均(七)~(十二)

體液不均	風	膽	涎
(七)	不足	過多	過多
(八)	過多	不足	過多
(九)	過多	過多	不足
(十)	不足	不足	過多
(十一)	過多	不足	不足
(十二)	不足	過多	不足

簡言之，單一體液不均衡有十八種，兩種體液的過多及不足有十八種，三種體液的過多及不足有二十六種，複合性體液的過多及不足有十二種，一共是七十四種。

還有「對抗性」（antagonistic）失調的情況：從某種體液失衡開始，進行治療時，另一種體液也開始失衡，但並非不適當的治療結果。例如在適當地治療風失衡時，由於病患身體虛弱，膽失衡有可能生起成爲藥物的副作用。在風體液失衡被治癒前，受藥物的有害副作用而影響的失調，其分類包括：膽、涎、或膽涎的不平衡。同樣的排列組合可應用於膽與涎。一共有九種失調。

有一類相關的失調，意味著某種「侵入」。例如風失調一般出現於腎臟與骨盆。雖然風失調出現在該處，但是膽或涎失調，或風、膽、涎的三重結合失調，有可能出現在腎臟，那就是第二種失調滲透侵入第一種失調的位置。同樣的，也可能出現以下狀況：風侵入膽的位置、涎侵入膽的位置、三種體液侵入膽的位置、風侵入涎的位置、膽侵入涎的位

❶此處英文第七項和第十項意思一樣，應是筆誤，從邏輯推斷第七項會是單一的「風不足」，更正如上。

置，以及三種體液侵入涎的位置。共有九種牽涉這類侵入的失調。

舉一個明確的例子：一位藏醫可能診斷出某種位於肝或膽囊的失調。大部分發生於這兩種器官的疾病意味著血、熱與膽失調。當偵查出肝或膽囊失調時，許多缺乏經驗的藏醫會立刻認定是血、熱、或膽失調。但在少有的情況下，風體液可能侵入肝臟或膽囊，引起冷的風失調。若未能正確辨認，醫師所開的藥方不但無益，反而會造成腹部脹氣及其他有害的副作用。診斷涎失調相對容易，但由於風失調不可見，因此要診斷就更爲困難。當試著辨認這類失調時，缺乏經驗的醫師會認出失調位於肝或膽囊，並如同現代西醫一般假設這些疾病僅限於這些器官。通常這類疾病是因爲攝取太多脂肪、油或酒精，導致血失調等。但在冷性風失調的狀況下，則有所不同。只有累積數十年的診治經驗才能辨認出這種罕見的失調，同時，也只有正確診斷病因，才能有效醫治。

我診治過許多西方和亞洲的膽或肝病患。他們的眼白或鞏膜泛黃，皮膚帶淡黃色。我發現藏藥對這些人成效甚鉅③。當鞏膜與皮膚變黃，在西方被稱爲肝炎，但不一定是感染性的。對感染性與非感染性的肝炎種類，我發現藏藥對治療上述疾病普遍有效。

再舉個例子：病患在長期頭痛的情況下，經驗不足的藏醫可能會自動認為這牽涉到膽失調，肇因是攝取過多脂肪或油，導致熱病。但在某些情況下，透過檢驗尿及脈象，即可辨認出這是冷病，因此所有針對膽失調的治療就不會有任何益處。

疾病的最後一項分類是關於複合、同時發生的失衡。例如持命風在心臟失調，可能也和涎失調結合。這和先前的疾病種類不同，前述的種類有先後順序。此類疾病進一步舉例包括：㈠風在其位置的失衡，合併涎和膽在其自身所處位置的失調；㈡膽與涎在其自身所處位置的失調，合併其他體液的失衡。或者，㈢風失調不發生在自己的位置，而是在膽的位置，因此與涎產生衝突；㈣風失衡侵入涎的位置，然後和膽起衝突。

例如涎的主要位置之一是腎臟。若風失調侵入腎臟，有可能顯現成耳朵裡的轟鳴聲。耳科專家只注意耳朵，只針對耳朵開藥方或甚至建議開刀，但均無濟於事。另一方面，如

③我的英譯者艾倫．華勒士在一九七〇年代初期三度罹患肝炎，第三次幾乎致命。但他於接受我治療後，一夜之間便開始恢復。

性。以上共計十八種身體上部的疾病。

(b) 在身體內部的失調中，有五種實體器官的疾病：㉑心、㉒肺、㉓肝、㉔脾、㉕腎。以及六種中空器官：㉖胃、㉗膽囊、㉘小腸、㉙大腸、㉚膀胱、㉛生殖腺。其他一般位於實體與中空器官的疾病包括：㉜消化不良、㉝因微生物及體內冷熱元素互相衝突所導致的絞痛④、㉞腫瘤、㉟主要發生在肺、肝、腎、胃、大腸及脾的內部穿潰，但也可能發生在其他器官⑤；㊱熱病導致的腹瀉、㊲痢疾。

只會發生在中空器官的疾病包括：㊳腹瀉、㊴嘔吐。以上共計十九種身體內部的失調。

(c) 身體下部，腰部以下的失調包括：㊵痔瘡、㊶會陰瘻、㊷便祕、㊸無尿症或尿阻塞、㊹排尿困難。

(d) 身體外部的失調位於：(i)皮膚、(ii)肌肉、(iii)脈、(iv)骨骼。

(i) 有十種皮膚病，包括：㊺白斑病，一種會發生在老年與年輕人的疾病，造成皮膚變色，有暗色斑塊，但沒什麼不適感；㊻蕁麻疹，會導致皮膚發紅及呈片狀，看似瘀傷，但不怎麼疼痛；(四七)疥瘡或類似的疾病，會導致全身皮膚乾癢；(四八)濕疹或魚鱗癬，會導致皮膚粗糙、變厚、發癢，變得像公牛頸背後的皮膚般僵硬；(四九)一種可能是癬菌病的失調，會導致劇癢及小膿疱，但皮膚上並無潰瘍；(五十)出現在皮膚各處的水泡，會形成小膿疱且射出膿液⑥；(五一)性病，會導致圓形潰瘍，初期特別出現於口部與生殖器官。若變成慢性病，症狀則會擴散至皮膚；(五二)疣；(五三)妊娠面斑及其他失調，會導致眼部與耳部附近的皮膚變色⑦；(五四)其他疾病，包括遍布皮膚的粉刺。

---

④舉例說明：人首先處於極冷的狀態，隨後到溫暖之處，因此擾亂體內的冷與熱元素。這猶如將熱水注入剛盛裝過冰水的玻璃杯，玻璃杯會破碎。此種體內冷熱元素衝突有如催化劑，能引發體內微生物的活動，微生物活動是造成此種疾病的直接原因。

⑤因內部原因引起的體內損傷共有八種，特別是由於不純的血液或漿液導致。這些損傷的樣子扁平（不突出）、圓形、紅色，它們周圍有環圈，也具有含漿液的薄膜。由於它們紅色、圓形、具有如日冕的環圈，梵文稱為 sūrya，意為「太陽」。這種症狀往往是慢性的，但可藉由藥物根治。它們類似表皮的損傷——表皮粗糙、有波紋、硬、厚，以及像皮革一樣僵硬。

⑥這些膿疱遍布全身，約介於直徑半寸到一寸之間，大小如指尖，最大的有如大拇指尖。此類膿疱不應與傳染性皮膚病如天花、水痘等混淆。

⑦雖然男性及女性都會發生，但在女性之中，往往發生於生產之後。

(ii) 肌肉的失調包括：(五三)甲狀腺腫、(五四)淋巴瘤、(五五)其他發生於肌肉的疾病。

(iii) 脈管的失調發生在：(五六)「白脈」，指神經系統；(五七)「黑脈」，指血管；(五八)其他在脈管內移動的疾病。

(iv) 骨骼的失調包括：(五九)痛風；(六十)象皮病，會導致腿部腫脹及皮膚變色；(六一)其他進入骨骼的疾病；(六二)類風溼關節炎，發生在肌肉、骨骼、脈管與皮膚，會導致關節腫大，包括手指變得彎曲、疼痛且腫脹。據我所知，目前尚缺乏有效的西方醫療方式來治療類風濕關節炎，但藏藥則能奏效。

(e) 遍布身體外部與內部的失調包括：(六三)膽囊的疾病；(六四)「涎液淤紫」，會導致風、膽、涎與血的不平衡；(六五)腹水；(六六)體位性水腫／墜積性水腫[8]；(六七)貧血，會導致臉部、四肢、身體其餘部位蒼白腫脹，猶如血液流失般[9]；(六八)長期消瘦；(六九)一種尚未完全發展的不成熟熱病[10]；(七十)轉化熱病；(七一)虛熱；(七二)伏熱；(七三)慢性熱病；(七四)鬱熱[11]；(七五)發炎；(七六)胸腔發炎症；(七七)傳染性熱病；(七八)天花；(七九)疔瘡——因有害微生物造成的全身熱腫；(八十)人造毒藥所導致的中毒；(八一)風毒；(八二)日光毒[12]；(八三)蒸氣毒或藉空氣傳播而由土地濕氣造成的中毒；(六六)肉類中毒；(六七)因不健康的食物組合造成的食物中毒；(六八)烏頭毒/黑附子毒；(六九)狂犬病；(七十)由蠍子、千足蟲、蜘蛛、昆蟲造成的中毒；(七一)蛇噬造成的中毒；(七二)由「元素性」的魔擾造成的疾病；(七三)行星的影響所導致的疾病；(七四)痲瘋；(七五)在人體內外涉及長期潰

---

⑧在夜裡，腳踝與小腿會腫脹但無痛。如果右側睡，腫脹會產生於右臉與右腿。如果左側睡，腫脹會發生於左側。這種疾病意味著水的累積，並從身體的一邊移到另一邊。起立時，腫脹則累積在小腿。

⑨不同於體位性水腫/墜積性水腫，此腫脹因水與漿液的累積，固定一處，不會在體內四處移動。此種失調有許多次分類，牽涉到風、膽、涎，但大多數都意味著涎與風的失衡。可能也牽涉到血與膽，但很少見。不管是哪一種，脈搏都微弱且緩慢。

⑩這種熱病看似已經消失，但有如被水潑熄的火仍然繼續悶燒一般。稱為「空的」(empty)，因為主要症狀都因服用寒涼的藥物而被消除，但病源（熱病）仍然悶燒，有如火焰準備再度燃起。中譯註：稱為 empty 的是第七十三個「虛熱」，但英譯把註解放在第七十一個，應是筆誤。

⑪這些熱病因與漿液失調結合，所以變得更複雜。猶如攪動清澈水底的淤泥，使水變得混濁。這六種熱病的藏文名稱是：(一) ma smin，「瑪密」；(二) rgyas，「給」；(三) stongs，「東」；(四) gab，「噶」；(五) rnying，「寧」；(六) rnyogs，「諾」。

⑫在傳統西藏，當太陽在早上明亮照耀時，人們會拉起窗簾。他們從沒想過日光浴。此種中毒會因在白天高溫時受到陽光直射或甚至反射而產生。因此，在日正當中出門時，藏人會覆蓋頭部以保護自己。

瘍傷口的癌性生長；(九六)丹毒；(九七)寄生蟲病；(九八)頭部內外的潰瘍；(九九)軀幹內外的潰瘍；(一〇〇)腿部與手臂的潰瘍；(一〇一)頭部的潰瘍⑨。

以上總結了各種疾病的分類。

---

⑨由於講課的時間有限，東登醫師決定不討論第四組一百零一種根據型態的失調，而是直接討論醫療倫理。簡言之，第四組失調包括各種內在疾病、傷口、發燒及各種雜病。這些疾病的列表，可參考《藏醫百科全書》第三冊，第一七一～一八一頁。

海奧華預言

第九級星球的九日旅程
奇幻不思議的真實見聞

作者／米歇・戴斯馬克特（Michel Desmarquet）
譯者／張嘉怡　審校／Samuel Chong
定價400元

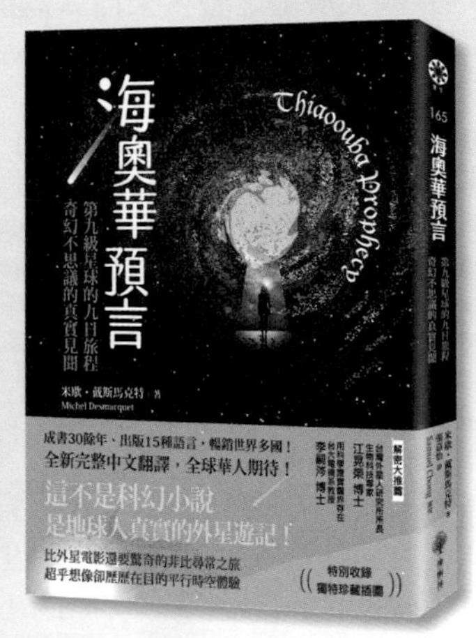

★長踞博客來暢銷榜、入選2020最強百大書籍
★榮登誠品人文科學類排行榜第一名
★知名Youtuber「老高與小茉」「曉涵哥來了」「馬臉姐」談書解密

疫情當前，我們可以為「母星地球」做些什麼？
滿足物質生活之外，靈性的提升是否才是關鍵？

一道神秘的天外之光，即將引領世人朝向心靈醒覺！

內容看似令人驚歎的科幻小說，卻是如假包換的真實見聞——作者米歇受到外星人「濤」的神秘邀請、去到金色星球「海奧華」，並將其見聞如實記錄成書、廣為流傳，讓讀者對「生命」、「靈性發展」及「科技文明」之間的關係有更深度省思。

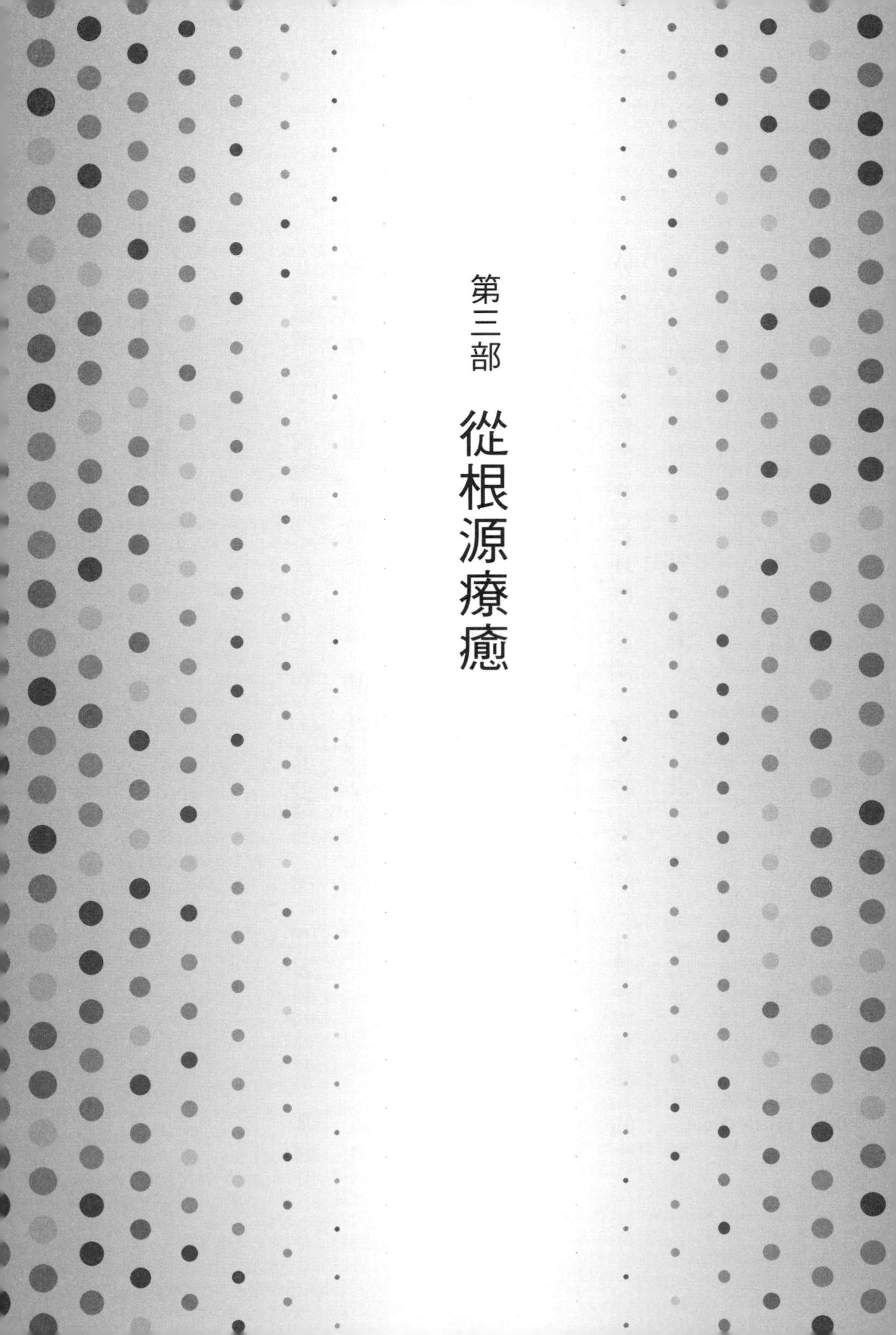

第三部

從根源療癒

11 身為藏醫

在西藏傳統中，醫療倫理分爲以下主題：(I)成爲醫師之因、(II)醫師的性質、(III)醫師的稱號、(IV)醫師的種類、(V)醫師的事業、(VI)身爲醫師的果報。

成爲醫師之因

成爲一位合格藏醫的六個原因是：(A)智力與理解力、(B)良善的動機、(C)遵守誓言、(D)擁有透徹的醫藥學問、(E)獻身於治療、(F)在行醫的社會中行爲適當。

(A)成爲藏醫所需的智力與理解力範圍十分寬廣，以五明（五種知識領域）的十八種次級分類而言，包括了工巧明（藝術，creative arts）、醫方明（醫藥）、聲明（語言學）、因明（邏輯），以及內明（佛法義理）①的學識。醫師的智力應該穩定（而非猶疑不定、躊躇不決）且精確，如此才能知曉要如何精確診斷，並不帶猶豫或懷疑地開藥方。

這類精確的智力也意味著醫師擁有穩定的記憶，對於接受醫學訓練時的一切教授都能記憶清晰。只有具備上述條件，才可進行嚴謹的診斷，並知道病人應採用何種飲食與行為。精確的智力必須同時應用於診斷和治療。

(B)關於良善的動機，一位醫師應充滿「菩提心」（覺醒之心，為利眾生而成佛的精神，bodhicitta），這是一種無私的利他願心，毫無分別地為了利益一切眾生而達到修道證悟。此靈性修持有三個階段：前行準備、實際修持及圓滿。前行準備是培養利他的動機，

①這十八種次級分類包括：㈠工巧明；㈡醫方明；㈢聲明（特別是梵文文法）；㈣因明；㈤對外在非生物宇宙的知識；㈥對宇宙六道眾生特性的知識；㈦對業的知識，這與投生在善趣及惡趣相關；㈧對受生類型的知識；㈨對出生、死亡、中陰各轉換階段的知識；㈩對死亡的知識；(十一)對不同智力程度的知識；(十二)對心的知識，因了知他人想法而獲得；(十三)對五大元素如何生成萬物的知識；(十四)對六種知覺對境的知識；(十五)對咒語的知識，並藉此加持萬物；(十六)對醫藥的知識，並因此認知萬物的醫藥性質；(十七)對佛法的知識，特別是三乘的個別五道；(十八)對修道證悟的知識，了知輪迴與涅槃無二。見於貢波汪給（mGon po dbang rgyal）所著《卻吉南章》（音譯 *Chos kyi rnam grangs*，意譯：法的類別、法門）（成都：四川人民出版社，一九八六年，第四三八～四三九頁）。

並領受與修道證悟有關的菩薩誓願②。菩薩誓願和此種覺醒之心有關。前行之果爲醫師慈悲地視一切受疾病所苦的眾生爲自己的家人。實際修持是投入菩薩道的生活方式。菩薩③以覺醒之心爲發願，並在覺醒之道上修持④。對於一般的有情眾生，特別是自己的病人，醫師絕不該考慮對方的經濟狀況或診治的金錢報酬。無論病人償付醫師的能力如何，治療的品質必須一視同仁。

菩薩道的生活方式，其精要在於培養並體現「四無量心」，也就是悲無量心、慈無量心、喜無量心、捨無量心⑤。悲心意味著無法忍受任何有情眾生的痛苦，特別是由疾病造成的痛苦，並期望他們能從痛苦中解脫。慈心意味著將他人視爲自己所愛的人或親戚，並期望帶給他們快樂。喜心使醫師能平等對待一切病人，無論病人的報償能力爲何。捨心是培養對一切病患的平等心，而不考慮他們的財富、地位，或他們過去如何對待自己。例如對於過去最糟的怨敵，以及曾利益自己或家人的恩人，醫師都必須平等對待。

醫師的動機首先爲治療病患，但他同時也祈願病患心中最終能生起覺醒之心，並在證悟之道上前進。此外，醫師必須不爲名聲而治療所有病人；爲他人服務時，不可膽怯，也不可焦慮擔憂自己的治療方式是否有效。另外，醫師不可在給予治療時設下條件。例如若某位病患曾經欺騙這位醫師，醫師也絕不可因此波及當下的治療。只要病患不適，醫師就必須無條件地給予適當的診治。

如果醫師以利他心治療病患，並遵循菩薩的行止，療癒的力量便會增長。這是影響診療效力的無形因素之一。雖然藥物能直接且明顯地利益病患，但增強藥物的秘密療癒因素乃在於醫師的利他動機。在傳統西藏，病患的親人會騎馬去接醫師，請他出診。由於交通

---

②關於這些誓言和戒律，可參考無著論師與宗喀巴大師的著作：無著論師關於戒律的論述與宗喀巴對此章節的釋論，可見於英譯本《成為真正菩薩的根本覺醒之道》（暫譯，*The Basic Path to Awakening, The Complete Bodhisattva*, trans. Mark Tatz, Lewiston: Edwin Mellen Press, 一九八六, Studies in Asian Thought and Religion）第四冊。

③藏文 byang chub sems dpa'，「蔣秋森吧」。內心已由衷生起菩提心的眾生。他全然投入於培養六波羅蜜多（六度），以便能為了裨益一切有情眾生而達到證悟。

④關於菩薩道的確切陳述，可參考寂天論師的《入菩薩行論》（英譯本：Śāntideva, *A Guide to the Bodhisattva Way of Life*, trans. Vesna A. Wallace and B. Alan Wallace, Ithaca: Snow Lion Publications, 一九九七）。

⑤關於如何培養四無量心，可參考《無邊之心：四無量心》（暫譯，B. Alan Wallace, *Boundless Heart: The Four Immeasurables*, Ithaca: Snow Lion, 一九九九）。

不便，旅程或許會耗費數日。傳訊人帶著馬到醫師的住所，非常尊敬地請醫師同行並前往病患的家。有許多的案例是，由於醫師的利他心，病患會在醫師抵達之際而尚未開藥之前，就開始康復。

(C) 遵守誓言，這有六個方面：

(一) 首先是培養六種態度。

(a) 第一是醫師對待自己老師的態度。無論老師是在家人、出家人或喇嘛（上師），醫師都必須視他為佛或圓滿的證悟者。由於醫師無法親見藥師佛，所以應該將自己的老師視為佛。

(b) 在老師跟前領受的教法，醫師必須視它們如同擁有佛陀親傳教法的真實性。

(c) 醫師應視醫療典籍為佛陀的言教及密續的指導。

(d) 醫師應視其醫學同僚為自己的親人。

(e) 醫師對病患的態度（無論他們是朋友、敵人或陌生人）應該悲憫地將他們視為自己的孩子，對他們輕聲細語，盡一切所能減輕其病痛。

(f)對於病患所有令人厭惡的排泄物，包括膿汁、血液、糞便、尿液等，醫師應一律平等看待，不比犬或豬對這些排泄物還來得反感。

(二)藏醫的第二個誓言是必須正確維持這兩件事。第一，視每一位醫學知識的持有者爲佛陀言教的守護者；第二，視醫療工具爲守護者所持的各種法器。

(三)第三個誓言是「三件需要知道的事」，這實際上是對待藥物的三種態度：將其視爲珍貴的物質，如同甘露與供養。傳統西藏的醫學院於採集藥材後，在一年中的特定時間會將其調製爲藥物，鋪在巨大的壇城或象徵性的圖像上。在壇城裡的藥物經由儀式、禪修及虔誠心而受到加持，之後再供養給諸佛菩薩。此舉既爲供養皈依的對象，同時也加持了這些藥物。

當中國入侵及占領西藏時，視一切宗教如毒藥。雖然當局鼓勵藏醫學，也允許製作藏藥，但卻將整個過程世俗化。例如當局禁止藏人從事任何關於製作及分發藥物的靈性修持。在文化大革命期間，將藥物置於壇城是違法的。但在一九七〇年代末期，中國官方就已注意到：藏藥不再像禁令之前那般有效。因此當局又改變條規，允許藏醫如同先前一般準備及加持藥物，這使藥物的效力再度恢復。例如中國發現一種被稱爲「珍貴丸」（precious pills）的藥物非常有效，現在於西藏大量生產並經由香港而販售。

藥物被視爲滿願寶，因爲它們提供了醫師一切維生所需；被視爲甘露，因爲它們迅速消除疾病，使病人得以「僥倖逃脫死亡」。由於藥物在準備好之後，立即獻予證悟聖眾，所以也被視爲供養。

猶如採礦者覓求寶石，醫師也會在適當的時間和地點，以正確的方式尋找藥材。例如醫師必須知曉特定的藥材該在什麼季節採集，以及採集的方式與地點。在採集藥用礦物質時也有適當的方式。

如前所述，一旦藥物準備好，會擺設在壇城中，作爲儀式供養的一部分，醫師則接著進行兩個階段的密續禪修法——生起次第與圓滿次第[6]。之後，醫師念誦吉祥頌，讓藥物最終能發揮最大的利益，然後念誦咒語以增強藥物的效力。儀式的下一個階段是將藥物供養給「持明」[7]或「清淨覺性（明覺）持有者」，這也是諸佛的稱號之一。作供養時，會特別將藥物獻予整個醫學教師的傳承，其可上溯至藥師佛與釋迦牟尼佛。由於在佛教徒與非佛教徒之間不應有任何歧視，故也供養給佛教與非佛教的本尊、教師及醫師。供養完畢後，醫師會象徵性地服用少量藥物，好從這些已獲授予力量的藥物獲得加持。

(D) 擁有融會貫通的醫藥學問，這與醫師在製作及給予藥物時的身、語、意有關。透過身，醫師製作與配藥，也給予其他醫療方式，如艾灸或放血等。透過語，醫師應以柔和的言語鼓勵病人，視他們如同自己所愛的人和親戚。醫師絕不該粗暴或因生氣而口出惡語，他應盡一切所能安撫及鼓勵病患。透過意，醫師應清楚地記憶已獲得的知識，並正確地知道該如何應用於脈診及尿診。他應知道何種藥物對病患有益，並適當指導病患服藥的次序。要像擁有預知洞察力的人那般來治療病患。

---

⑥這兩個階段的密續修持，特別是時輪金剛的修持，相關的解釋可參考《超越時間：關於時輪金剛六座瑜伽法的說明》（暫譯，Gen Lamrimpa, *Transcending Time: An Explanation of the Kālacakra Six-Session Guruyoga*, trans. B. Alan Wallace, Boston: Wisdom, 一九九九）。

⑦藏文 rig pa 'dzin pa，「日吧金吧」，也就是說「知識持有者」，已了悟清淨覺性之本性的人。（中譯註：經常簡稱為「rigdzin」，音譯為「日金」或「利津」，屬於稱號，經常放在祖師大德名字之前。）

(E)獻身於療癒是圓滿個人所需與他人福祉的方式。重點在於若不關切自己要成爲良醫的需求，則無法爲他人的利益而服務。以個人所需而言，學生必須培養成爲合格醫師之因——首先要透徹研讀所有偉大的醫學論典。完整學習後，辯論其中微妙的要點，並學習如何撰寫論典或經典的釋論。這類訓練是成爲醫師的主要成因，而助緣是致力跟隨一位完全合格的教師。

一位完全合格的醫師應對佛教與非佛教的醫學論典擁有透徹的知識。由於學識廣博而有涵攝一切的視野，如同登上山峰能見到四面八方的全景。一位醫師應擁有平靜的風度，物慾寡少，能清晰地解釋事物，誠實不欺，對病患和學生態度仁慈。一旦尋得如此完全合格的醫師作爲老師，則應專心致志地信任老師的指導，毫不虛僞地跟隨，也就是學生的內在態度與外在行爲應完全一致。能於這類老師的門下獻身學習，應時時滿懷感激地憶念老師的仁慈恩德。若以適當的方式與一位合格的老師相處，將能迅捷地嫻熟相關的學科。

此外，選擇友伴應該謹愼。若與懶惰及荒廢時間的人爲友，這種友誼將成爲完成醫學訓練的障礙。友伴應該是全心學習的模範學生。致力與這類同儕相處，個人的需求將更容易圓滿。關於圓滿他人的需求，則應避免拖延治療病人。此外，在為病患進行脈診與尿診時，必須一絲不苟。舉例說明醫師的謹慎程度：想像你必須頭頂著盛滿油的鍋子，走在架在兩幢高樓屋頂之間的木板上。只要有一滴油溢出，你將被就地處死。同樣的，醫師在進行脈診和尿診時應當如此謹慎，始終保持專一的注意力。

(F) 行止應符合行醫當時之時空環境的社會規範，這與世俗和宗教習俗有關。也就是說醫師的行止必須根據診治對象的世俗宗教規範。簡言之，無論對方的財富或社會地位為何，醫師應隨時以樸實及謙卑的行為對待任何人。根據西藏習俗，應當尊敬父母、長者、僧侶、喇嘛（上師）及政府官員。

醫師的性質

一位合格的藏醫必須全然瞭解人體的各方面，包括人體的十種致病元素，以及三種體液的十五種次分類，包括它們在平衡與不平衡時的樣態。當病患體液失衡時，關於醫治病患的療方，醫師應熟習所有類型的行為、飲食及醫療方法。

醫師的稱號

醫師的藏文（sman pa，「熌巴」）和「利益」（phan pa，「濆巴」）有相同的涵意。因此，醫師是藉由治療疾病以利益他人者。

醫師的種類

醫師有三種：無上、專家、一般。「無上的醫師」僅指藥師佛，因藥師佛是至高無上的醫師，祂能消除貪、瞋及妄念三毒的染污及後患。一位專家醫師擁有預知的洞察力（可能指「天眼通」或「他心通」），可知曉他人之心，充滿慈心與正直的品格。這類醫師不需依賴病患對疾病的說明，而能透過其神通力（超感官的覺知力）⑧辨別不同種類的疾病。他能以慈悲的發心止息一切種類的疾病，如同佛在止息自己的煩惱後，而能止息他人的煩惱。

一般的醫師是以謀生、獲得名聲與財富的自我中心為動機而成為醫師的。以這種動機進入醫療專業的人，被認為和屠夫屬於同類。一般的醫師以各種方式獲得他們的職位：

㈠有些從政府單位取得執照，或原是學徒，由自己的的私人老師允許行醫；㈡有些僅是模仿合格醫師的行醫方式，但即使如此，他們也可能帶來一些利益；㈢有些為了渴求名聲，即使缺乏醫學知識，也取得醫療工具，並假裝行醫；㈣有些在長期患病治好自己後行醫，將他們有限的知識運用在他人身上；㈤有些是業餘者，學了一些醫療術語及藥方，就扮演起醫師的角色；㈥有些是冒充者，從未跟隨任何老師學習，但得到他人的筆記或處方，就宣稱自己是醫師；㈦有些是藥劑師，學習到有助於特定疾病的藥方，便開始經商販售這些藥品，並以此自稱為醫師。

一位藏醫在行醫時，若未涉及任何靈性修持，將會成為痛苦之因。這和現代世界是格格不入的，現今的醫學專業與製藥公司一心只求盈利，即使可能對病人有些立即短期的利

⑧如何運用佛教技巧來增進注意力，並培養超感官的覺知力，可參考《靜默之橋：體驗藏傳佛教的禪修法》（暫譯，B. Alan Wallace, *The Bridge of Quiescence: Experiencing Tibetan Buddhist Meditation*, Chicago: Open Court, 一九九八）。

益，卻與藏醫學的精神相違。從業報的角度來說，以自我中心爲動機而行醫的長期後果是下品受生及隨之而來的痛苦。因此，在個人的行醫中融入靈性修持是非常重要的，兩者相互配合才能減輕痛苦。

爲了進行靈性修持，應尋找合格的靈性導師，而非只跟從任何有魅力的老師。因此，在接受靈性導師爲自己的引導者之前，必須謹慎地檢視對方。一旦確定了某位老師確實合格，能引導你邁向證悟之道，你就該致力承侍這位老師，因爲這種老師不會使你誤入歧途。例如在西藏，有些人自稱爲喇嘛（上師），但其實不具備任何資格。並非所有合格的靈性導師都是出家人。事實上，在藏傳佛教史中，有許多了不起的在家居士導師，如馬爾巴大譯師，他是密勒日巴的上師，而密勒日巴或許是所有西藏修行者中最富盛名的一位。

就治療者的家系而言，在印度和西藏，不同的社會階級都有醫師，包括貴族（剎帝利，次等，包括戰士）、祭司（婆羅門，最高等）、平民（吠舍，第三等），以及社會最低階層的無種姓者（奴僕或賤民）。總括來說，醫師的出身主要爲前三個階級，而非最低階級。但一般而言，整體佛教從基本的僧團戒律乃至金剛乘的秘密教授，都是平等主義的，並不偏重於任何社會階層。

優秀醫師的首要特性是來自尊貴的傳承，源自偉大的佛法導師，如馬爾巴的傳承、其弟子哦．秋古．多傑、薩迦的昆氏傳承，以及呑彌．桑布札的家族傳承，呑彌．桑布札發明了西藏字母與文法。在西藏，家族傳承會以父母雙方的家系來追溯。

在我自己的家族傳承中，有個習俗是讓所有兒子成爲上師或僧侶。成爲上師並不必然要出家。出家意味著持守僧團戒律，包括守貞不淫。在我的家族傳承中，若一位父親育有三個子嗣，根據傳統，長子會成爲上師，應當結婚生子。其餘兒子則成爲僧侶，終身禁慾。長子的主要責任是成爲咒師（tantric adept，藏文 sngaks pa），能控制天氣，特別是避免雹暴。但若長子並無子嗣，就必須進行占卜，選擇其他兒子之一從寺院還俗，成爲上師並生兒育女。

我的傳承可上溯至哦．秋古．多傑，他是一位十二世紀的寧瑪派博學上師，最終拜於噶舉派的馬爾巴大師門下。哦．秋古．多傑爲了表示對佛法與上師的徹底奉獻及承諾，將一切世俗財物——包括綿羊、氂牛、狗及其他一切，都供養給馬爾巴，以領受教法。他住在離馬爾巴四、五天旅程的地方。當他集攏一切牲口預備供養給馬爾巴時，留下了一隻他認爲無法承受長途跋涉的跛足山羊。當他將一切財富供養給上師時，馬爾巴問道：「那隻跛足山羊呢？你說要供養一切給我，我也要那隻跛足山羊！」因此哦．秋古．多傑跋涉返家，將跛足山羊扛在肩上帶來給馬爾巴，馬爾巴才收他爲徒，並預言道：「由於你極大的虔誠心，你的業報是在接下來的世世代代，只要佛法住世，你的傳承都將時時興盛。」從那時起，哦．秋古．多傑成爲噶舉派的上師。

優秀藏醫所具備的其他資格還包括智力、持守密乘誓言、博學、能綜合典籍知識與實際醫療、對靈性修持擁有強烈的虔誠心、不被感官欲望役使、能有調伏及符應戒律的行止、嫻熟於製作藥物，並對一切眾生擁有大慈心。醫師對照顧他人的需求應抱有堅定不移的態度，如同一己之需。他也不應混淆所有種類的醫藥處方。以上是一位優秀醫師的條件。這種人被稱爲一切患病眾生的唯一保護。他是「傳承之子」，保存了上溯至佛陀的醫療教法傳承。一位具有上述特性的醫師，堪稱爲藥師佛的眞實化現。

條件不足以勝任醫師的狀況如下所列：儘管也許某位合格醫師是位平民，不屬於貴族或御醫傳承，然而：

㈠擁有卑賤家庭背景的人不適合成爲醫師，原因是社會將不會尊敬或承認他爲醫師，而他作爲治療者的能力將受阻礙。簡言之，除了以殺生爲業的階層，醫師可來自任何社會階級。

㈡不足以勝任醫師的第二個狀況是缺乏醫療典籍的知識。這種人猶如在黑暗中徘徊，不知道如何診斷或治療病人，因此無法有效地履行醫師的角色。

㈢及㈣醫師若未曾擔任學徒並觀察熟練的醫師行醫以獲得長久的經驗或熟悉度，則將能力不足。真正的學徒會透過觀察醫師的專業行爲而學習，觀察醫師如何分析尿液及脈診。若缺乏身爲學徒的經驗，就好比一個出發上路但卻不知要去哪裡的人，在嘗試診斷及治病時，將充滿不確定。

㈤另一個能力不足的徵象是對脈診及尿診的正確方法無知，這種人無法從脈象與尿液中「聽到疾病的聲音」。

㈥對如何解讀占星學的曆算表及依此作出與醫療有關的正確推論無知，這是不利成爲醫師的另一個因素，它會削弱醫師的治療有效度。

(七) 雖然醫師也許知道如何診斷疾病，但若不清楚如何正確治療疾病，則屬能力不足。猶如在黑暗中射箭，所開的對治藥方將無法相應於需要治療的疾病。

(八) 縱使醫師或許能開出適當的藥方，但若不了解如何建議病患正確的飲食與行爲，亦屬能力不足，因爲不健全的飲食與行爲會破壞藥物的效力。

如果病患罹患熱病，藏醫會開涼的藥方、涼的食物與相應的行爲以緩和疾病。隨著患者的熱病逐漸消退，藥物也應隨著時間而相應改變。

(九) 若醫師不知要如何給予平息此種失調的適當醫療，就如一位不曉得如何照顧田地的農夫。這種人將因不當醫療而加劇病情。

(十) 某些疾病應給予瀉藥，某些則需要催吐劑。如果醫師需要給予甲療法，卻給予乙療法，則是能力不足。當這種情況發生時，疾病會連同七種人體物質基礎的要素從人體流失，造成生命力喪失，猶如在沙丘上澆水，水與沙都一併流走。

(土) 沒有醫療工具的醫師，就像冒著風險作戰卻沒帶武器的戰士，也是能力不足的。

㈢不知如何進行艾灸、放血或手術的醫師，也是能力不足的。例如醫師爲該從右肺或左肺抽出積水而感到困惑；或者需要動手術，卻不知道要從哪個器官動刀。這類醫師好比小偷，聽聞某戶人家十分富有，意圖前往盜竊，但卻沒有確認屋子的位置，反而誤闖入另一棟空房子。

以上任何一種無能力的醫師猶如揮舞著死神的工具，我們應避而遠之。

醫師的事業

一位藏醫擁有共（普通）與不共（特殊）的事業。一般的身事業包括採集醫療草藥、準備藥方、使用器具如艾灸，以及進行脈診與尿診。以一般的語事業而言，醫師應能夠向病患指出疾病的性質與根源，並解釋該如何治療，包括病患應該遵循的行爲與飲食。此外，醫師應能夠陳述病人是否能熬過疾病而存活。但是，即使醫師認爲病況是致命的，也不該告訴病患即將死亡，反而應鼓勵病人進行如祈禱與皈依等靈性修持。另一方面，醫師要告訴病患的親人該爲病患的死亡作準備。實際上，在西藏，大多數將死的病人，特別是有經驗的宗教修行者，能根據本身的病症或夢中的徵兆知道自己即將死亡。在這些例子中，是病患告訴醫師他們自己即將離世。

一九六〇與七〇年代的文化大革命是西藏歷史最黑暗的時刻，西藏文化與宗教深受中國共產黨猛烈攻擊。那段期間，在西藏修持宗教是違法的，即使如此，還是有一些人持續禪修。有些被監禁在集中營的人，死亡時展現出非凡的靈性證悟程度，包括「虹光身」的成就。我遇過一些後來離開西藏的人，他們親眼見證了前述事蹟。在一個案例中，一位身材非常高大的西藏禪修士死亡後，身體縮小到大約一肘立方。這顯示極爲超凡的高度靈性成熟，即使這並非實際的虹光身。在死亡時完全證得虹光身的人，身體完全化入虛空，猶如空中的彩虹，只留下指甲與毛髮。近來雖無虹光身的案例，但有許多則是禪修士遺體在死後馬上大幅縮小，並由許多人所親眼見證。

當我八、九歲時，在前往拉薩習醫之前，我住在松惹林寺，該寺住了一位名爲敦珠的老僧人。每天清晨，敦珠習慣性地將炒過的青稞粉捏成小圓球，作爲供養諸佛、護法與眾生的儀式。這個儀式大概要進行半小時。對我而言，他的修持看來非常簡單。他會向證悟悲心的女性化身（度母）祈請，也會向悲心的男性化身（觀世音菩薩）祈請。

某個寒冷的晚上，僧人們坐在煮湯的火堆周圍，年老的敦珠跟我開玩笑說：「明天我不會出席早課。」我問：「爲何不？」他回答：「這不干你的事，但別期待我出席明天的早課。」由於他會錯過早課時所提供的晨間供茶，我說：「既然如此，我會爲你備茶。」其實敦珠平時並不出席早課，他會待在自己的房裡（就在我的隔壁）進行自己的修持。當他在房裡獨自修持時，早晨閃耀的陽光會透過窗戶曬入房裡，他在祈請時就在頭上蓋塊布來遮陽。翌日早晨，我爲他送茶。他說：「也給我一些乳酪和糌粑（炒過的青稞粉）。」我依言照做了。他一吃完，便很仔細地把碗弄乾淨，妥善地包起來，叫我把它放到一邊。通常他不會如此仔細地把碗弄乾淨，但此時他一絲不苟。接下來，敦珠問我時間，我說：「早課快結束了。」那大概是上午中段。他說：「噢，有點晚了。」我覺得他這麼說很好笑，因爲他只是坐在那裡，而我只是等著，還想著茶快涼了，要浪費掉了。所以我就等著，看看他接下來要做什麼。接著，他僅僅低垂著頭。我走過去看他是否睡著了，卻發現他已經過世了。

我相當害怕，心想我到底做了什麼。我是否無意中讓他的茶沾了毒？其他僧人會怪我嗎？當時在早晨，大概有三百位僧人在繞行寺院，我呼喚其中一位僧人來查看到底發生了什麼事。這位僧人也相當驚訝，但當我告訴他敦珠在那天早上的行止如何不尋常之後，他說這表示這位老僧人有相當程度的靈性證悟。他再度向我保證那不是我的錯，他會告訴寺院的職權者發生了什麼事。寺院的長老前來確認敦珠死了。他們全都把上袍披在肩膀上，向敦珠鞠躬，表達最終的敬意。那一刻，我確定敦珠過世了。那是我此生第一次面對死亡。

我第二次面對死亡也發生在松惹林寺，大概是一年之後。那時，有一位年老的醫師僧侶，名為欽饒·宇瑟（Khyentrab Ösel），曾在拉薩的藥王山醫學院學習，該醫學院是在第五世達賴喇嘛（西元一六一七年～一六八二年）治理期間成立的①。當他相當年老時，就回到松惹林寺。雖然他在該地有好幾位親戚，但他們都十分忙碌，我便自告奮勇照顧他，猶如他的侍者。他十分衰弱，所以我會協助他如廁。欽饒·宇瑟一直鼓勵我習醫，而非進行佛教學術研究。他覺得後者涉及長期的辯論與因明訓練，但只會使人益發驕傲，而透過習醫，我能夠實際地利益他人。

在藏曆七月（大約陽曆九月），僧眾結夏安居結束後，傳統上會出外郊遊幾天。欽饒．宇瑟問我：「你想參加其他僧人的郊遊嗎？」我回答：「不，我想留在這裡。」他問我當天是藏曆幾號，我說大概是當月六日。他認為我弄錯了，我們找來日曆，發現是當月八日。那天下午，我留在他身邊，為他送茶。他再度鼓勵我培養悲心並學習醫學而非哲學，因為這是服務他人的極佳方式；他也說會為我祈禱。然後他說：「現在我要回到我的房間了。你在大家從郊遊回來之前都不要進來。」我問他為什麼，他只回覆：「照做就是了。」

我在寺院待了一陣子，但留在寺院裡的唯一僧人是防範小偷的看守者。當月十日②，我已獨自等待了兩天，也開始悶了，就去參加大眾的郊遊。他們當中一些人，包括欽饒．

①東登醫師在完成其正式醫學訓練後，在西藏行醫的寺院，稱為夏珠林寺（Shädrub Ling, 藏文 bShad sgrub gling），也是在第五世達賴喇嘛治理期間成立的。

宇瑟的親戚，以爲我會留在寺院，便問我爲何來了。那時我覺得自己可能某方面令他們不悅，而感到不自在。我告訴他們，欽饒．宇瑟要我在大家於當月十日返寺之前都別進入他的房間。這時他們非常認眞地看待我所說的話，全都表情大變。下午稍晚，大家結束郊遊返回寺院（通常會到傍晚才回）。老僧人的親戚進入他的房間，發現他以禪修姿勢坐著，低垂著頭。他此生的最後一件事是擺設供品供養諸佛，然後坐著禪修往生。這是我第二次面對死亡。

我陳述這些故事，是想指出在西藏有許多例子，甚至在我這一生中也如此見聞，熟練的靈性修持者能確實預知自己何時將死並善加準備，而帶著圓滿的覺知往生。我親眼目睹這類事件。若追溯更久遠的西藏歷史，還有更多關於修行者證得虹光身的非凡、眞實紀錄⑨。

回到當前的主題——關於藏醫的特殊事業，他應致力於實相的眞確見地、修持及適當的行爲。以見地而言，醫師應了悟中觀對世俗諦與勝義諦兩者之自性的見地，如此可避免哲學上的邊見。同樣的，以行醫而言，他應具備不落入二邊的中觀見——如給予太少藥物、太多藥物，或錯誤的藥物。以禪修而言，醫師應培養四無量心——慈、悲、喜、捨。

以行爲而言，醫師應維持戒行，特別是避免惡行及所有其他因酗醉或改變心智之物質所導致的不當行爲。以診療而言，醫師應對如何診治病患有精確的知識，而非倚賴臆測。

某些行爲必須遵從，某些行爲必須避免。在應避免的行爲中，首先必須避免殺生——

---

②藏曆每月的十日是藏傳佛教徒認為的吉祥聖日。

⑨以下是一個較為近期的事件：一位西藏喇嘛的死亡——此事件顯示了死亡本身亦可轉變為靈性修持。一九九八年三月三十一日，在尼泊爾博達的噶寧謝竹寺（Ka-Nying Shedrub Ling Monastery），維那（領唱者）布則喇嘛（Lama Putse）死於長期的呼吸道疾病。他以藏人所認定的死後入定狀態（中譯註：應指 tukdam，圖盪，或譯為「住持心法」）維持禪定十一天。在這段期間，據觀察者報導，並無一般人死後會出現的腐爛跡象。他的身體始終清新、毫無異味、肌肉柔軟，亦無僵硬的跡象。他的面容鎮定自若且面色如生。四月八日晚上，大衛·施林醫師（Dr. David R. Shlim），一位在尼泊爾 CIWEC 醫院頗受尊敬的主治醫師，前來寺院檢驗布則喇嘛。施林醫師對這位喇嘛遺體的特殊狀態極為驚訝，表示這種現象無法從醫學或科學立場提出任何解釋。四月九日，另一位 CIWEC 醫院的資深醫師普拉提瓦·潘德（Dr. Prativa Pandey）前來檢驗喇嘛的遺體，並宣稱布則喇嘛在死亡後，似乎展現了甚為稀有的出世間特質，違反了任何科學說明。在這十一天之中，安置喇嘛遺體的房間有十分柔和的宜人香味及明顯的清新感。四月十一日，喇嘛的死後禪定顯然結束了，遺體開始快速分解。此時，根據藏傳佛教的信仰，禪修者的細微意識已有意地與肉體分離。

根據藏傳佛教傳統，在死亡時可進行何種修持，可參考嘉初仁波切的《自然解脫：蓮花生大士六中有教法》第六章。

無論是人類或非人、成人或嬰兒。其他應避免的身體惡行包括偷盜、騙取他人的財物及邪淫。和語有關的惡行包括妄語、毀謗、綺語及惡口。意的主要惡行包括貪婪、瞋恨與不正見。以上都是最需要避免的惡行。

關於醫師必須遵從的行爲：應致力投身於圓滿布施度，願意爲病人做出任何必要的犧牲。應圓滿持戒度，不以欺騙、虛僞或期待回報的態度，爲病人做任何必要的事。應圓滿安忍度，特別是面對來自病患與助理的一切打擾、惡口及抱怨。此外，醫師應圓滿精進度，遠離靈性懈怠，愉快地爲病患做任何必要的事。

以上四種功德——布施、持戒、安忍與精進，是構成菩薩道之六圓滿度的前四種。最後兩種是禪定與智慧，我先前在討論見地、修行與行爲時已經談過。醫師的禪定應專注於培養四無量心，智慧的培養則應專注於了悟中觀見地。

身爲醫師的果報

成爲醫師有暫時與究竟的果報。暫時的果報是在此生帶來極大的滿足。由於醫師培養四無量心與其他善行，如利他心和布施，便能讓自己提升至具影響力與事業成功的地位。這些利益的根源是藥物自身，因此有志習醫者應善加學習。以成爲醫師的究竟利益而言，那些致力治療疾病且不帶有欺騙、虛僞或感官欲求的醫師，最終將能圓滿證悟。藥師佛曾親口宣說，遵循前述善行的醫師，不論其種族或宗教爲何，最終都可獲得圓滿證悟的果報。

12 藏醫學對後天免疫缺乏症候群（愛滋病）的看法

以藏醫學的觀點來看，當前被稱為愛滋病（後天免疫系統缺乏症候群）的疾病，屬於十八種微生物與傳染病之一。這個範疇也包含各類癌症。十八種微生物與傳染病，在寶生佛所教導的《口訣續》中均有解釋。在桑傑·嘉措的《口訣續增補》（*Supplement to the Oral Instruction Tantra*）中也有這類疾病的清楚註釋。

在《口訣續》一開始，寶生佛宣說，在六類有情眾生中，人類以智力與明辨力居首；但由於無明，我們持續地在稱為輪迴的生存循環中流轉①。在其他種類的眾生之中，天人因沉迷於感官享樂而有損其心。阿修羅因嫉妒與好鬥而有損其心。整體而言，動物因智力愚鈍而有損其心。鬼道眾生因熾盛的貪欲及難以滿足的強烈饑渴而有損其心。最後，在各個雖有窮盡但卻極為痛苦之地獄中受盡折磨的眾生，則因炙熱或寒冰的巨大痛苦而有損其心。相較於其他種類的有情眾生，人類因智力而擁有最大的潛能。

五毒在我們持續處於輪迴的循環當中，扮演著首要的角色。其中最根本的就是「癡」——無明與妄念，特別是沒有能力區辨善行與惡行。第二，大多數惡習來自「貪」——執著與貪欲，驅使我們獲取物質財富等，這又進一步造成殺生、妄語等惡業。第三種心毒是「瞋」——忿恨，使我們以身體和語言傷害他人。第四種毒素是「妒」——嫉妒，導致我們對優於己身者產生競爭的心態。當國家受控於嫉妒時，會彼此競爭，各國在發展更強大的武器與技術方面，嘗試超越鄰國。第五種毒素是「慢」——驕慢，意味著己身的優越感及輕視他人的態度。

縱使以整體格局來說，人類可說是異常聰明，但我們的智力太常用於獲取優渥的物質等，毫不考慮來生和行爲的長期後果。如此一來，智力本身往往引發五毒，進而造成三種體液的不均衡。因此，由於煩惱影響了三種體液，所有四百零四種疾病在無間斷的相續中生起，以致我們從來沒有完全自在或完全快樂的時刻。

---

① 輪迴（samsāra）是存在的循環，由於個人的煩惱與業，迫使衆生一再投生。

在《口訣續》之後，不空成就佛教導了《後續》。於此結論中，請法的瑪納西亞仙人問及在佛陀教法住世的最後五百年間，當整個世間五濁熾盛時，會生起何種疾病與其性質、診斷與治療。我相信這最終的五百年始於十八世紀。預言中表示此階段將爲惡習與物質繁榮增長，而善德減退。在這段時期，私人、政府及商業事務的承諾、宣誓及誓言將被毀棄，不正見將增長。人們對意識從此生到來生的相續性拒絕相信或加以忽視，並認爲死亡意味著個人的全然湮滅。人們也拒絕接受有效修持可帶來靈性成熟的可能性。此外，所有具宗教信仰的人們，包括佛教徒，對其皈依境只給予口頭承諾。甚至僧尼也抱持不正見，無法持守戒律，把出家戒只當成謀生與取得社會地位、名聲、他人尊敬等的手段。這個時代，所謂有宗教信仰的人不會實修，而是將宗教視爲商品以販賣牟利。

佛教金剛乘的密宗修行可帶來迅速的修道證悟，而證悟者具有給予密乘灌頂、口傳與教授的資格。然而，在這個末法時代，進行這類修持但尚未達到眞實洞見的人，卻仍擔任上師的角色，給予灌頂——即使他們完全不合格。在人類史上的這個階段，許多國王、總統、總理、其他政府官員，以及整體人民都缺乏誠信。法官與維和軍隊將遭到收買，因此政府只會被那些最富有的人操控。

這個對於當前末法時代的長篇預言，指出了導致先前所提十八種疾病的因緣。密續也表示，在這個末法時代，極端主義（不抱持任何靈性世界觀或靈性修持，而是鼓吹物質主義與虛無主義）者會引進各種有毒物質而毒染環境。我猜測這包括由原子及氫武器造成的空氣傳播污染物，以及由現代工業產生的所有殺蟲劑、毒素與污染物。根據佛教的世界觀，各種非人居住在天空中。這些毒物藉由空氣傳播，使他們患病，而他們經歷的病疫會返回大氣之中。如此一來，前所未見的微生物在大氣中生成，然後落在地表，這是十八種疾病的近因。因此，當前的新型疾病是由兩種影響因素聚合而成的：現代社會的總體道德淪喪，以及被製造出來的毒素進入大氣，這產生了新種類的有害微生物，它們返回大地，傳播疾病。

根據密續，這些微生物有著大大的嘴、蜥蜴般的頭、蛇一般的長尾及蜈蚣般的多足。我相信透過顯微鏡能看到它們。這些微生物在大氣中自由移動，可經由鼻孔與毛孔進入人體。此外，藏醫學傳統記載，人體內原本就存在七種微生物①，最小的一種肉眼雖不可見，但在顯微鏡下應該可見。這些最小的微生物呈紅色，在血流中快速流遍全身，它們本身並不危害健康。但是當上述藉由空氣傳播的微生物和血液中的紅色微生物接觸時，與三種體液有關的失調就會生起。

屬傳染病範疇（藏文 gnyan rims，「念令」）的十八種失調都來自前述的方式。在十八種失調中，有一種疾病的次分類（藏文 gnyan，「念」）來自微生物，但不具傳染性②。各種癌症通常屬於這個範疇。第二種次分類（藏文 rims，「令」）包括傳染病，可由受感染者經由呼吸或朝他人咳嗽而傳播。輸血是最容易傳播此類疾病的方式。

原本透過空氣傳播的有害微生物，在人體內流動時，必須依賴四大元素。它們猶如騎士，乘於四大元素之馬。先前提過，涎與地大和水大有關，風（體液）與風大有關，膽與火大有關。有三種失調與此種類有關：熱病、傳染病，以及由微生物造成的疾病。這全都意味著某種熱病失調。由微生物造成的失調最具毒性，能很快惡化爲嚴重疾病。即使這類疾病意味著熱病，若僅僅治療熱病，使身體寒涼下來，壓抑熱病的症狀，卻不能有效地消除疾病的潛在原因，也就是微生物。另一方面，若只給予消除這些微生物的特別藥物，單是這個藥物也無法緩解熱病，就如同水可以解渴但無法充飢，固體食物可以充飢但無法解渴。西方醫學製造了非常強烈的藥品殲滅各種病毒與細菌③。但由於三種體液的性質與功能在西方尚未被廣泛承認，西藥僅僅殲滅那些微小生物，就好比只是充飢或只是解渴一般，而非雙管齊下。根據藏醫學，只消滅微生物，但缺乏平衡及恢復人體的輔助療法，是不夠的。

爲了有效地治療這些微生物疾病，必須針對疾病的不同面向給予不同藥物，在某些情況下，必須相繼地給予藥物。此外，造成此類疾病持久及增長的關鍵因素是風體液。風體

---

①廣義而言，根據佛陀所說，人體內有兩萬一千種微生物，對應於八萬四千種煩惱。每種煩惱都會有一種相應的微生物，因為一切煩惱都有其生理學基礎。佛教學者研究佛陀教法的八萬四千法門，以對治八萬四千種煩惱。這八萬四千種煩惱，均來自貪、瞋與妄念三毒。

②藏文 gnyan，「念」，通常是指能造成疾病的地靈（藏文 sa bdag，「薩達」，梵文 kṣamāpati），但東登醫師將這個字詮釋為微生物（microbes，微生物、病菌）。

③在藏文中，並沒有與「病毒」（virus）或「細菌」（bacteria）相對應的字，但東登醫師透過與西方醫師的交流討論，已熟習這些現代詞彙。

液推動這些疾病在全身移動，導致疾病擴散。現代科技無法探測到風體液，因此西方醫學傳統不承認它的存在。因此，西醫通常針對各種腫瘤給予局部治療，包括乳癌。例如他們可能檢驗到乳房有瘤，並決定必須切除乳房，但卻沒鑑定癌症出現的潛在原因。風體液會將這些明確顯現的疾病，如癌症之潛在原因，移到人體的其他部位。因此，只去除疾病在某部位的表面病徵，而不根除其潛在原因或使其擴散的因素，不甚有效。請仔細思考：是什麼將疾病從身體的某處帶到其他部位？若不是風體液（它如同風大，有輕盈與能動的特性），那是什麼使疾病蔓延呢？

在治療顯現爲發燒症狀的熱病時，其次序必須先鎮靜熱病，接著平衡風體液，以確保疾病不會散布到其他部位。如果不曉得如何處理由微生物造成的熱病與風體液失衡二者兼具的疾病，那治療反而會促成疾病擴散。例如透過手術切除某部位的腫瘤，反而會加劇潛在的問題，以致癌症更快速地散布到身體的其他部位。因此，這種局部治療可能弊多於利。

我相信當前盛行的愛滋病毒是現代的產物，雖然過去已有此病毒的前兆。在藏醫學傳統中，此疾病包括在性病的範疇中，有別於微生物疾病與傳染病。我的推斷是：愛滋病毒的前兆，特別是疱疹毒株，首先存在於藏文名爲「瑟興那瑪」（藏文 se shing rna ma）②的樹之中。這種樹生長於西藏東南部、緬甸、泰國與南印度。它可能是漆樹（學名 Rhus vernicifluа），日本人與中國人用來製作小碗與漆器。

不久前我診治了一位西藏僧侶，他最近從中國占領的西藏逃出。之前他於囚禁在集中營時，和獄友一同被派到西藏東南部的泊札莫（Potramo）去採集木材，漆樹在當地相當普遍。根據工作的情況，他的皮膚出現圓形的潰瘍，覆蓋全身，並滲出血與膿。當我第一次診治他時，他已受此疾所苦三年之久。他的症狀看來像性病，但他守貞不淫，而且過去五年都待在集中營裡。我推斷他受到以漆樹爲宿主的病毒感染。在接受治療五、六個月後，他完全康復了。這位僧人如今大多數時間都在達蘭薩拉的主要寺院做酥油燈供養。在泊札莫也有許多猴子，由於藏人相信這些猴子的存在對馬匹有益，因此有些猴子被養在馬

②這種樹有別於另一種名為「瑟興」的植物（藏文 bse shing，學名 Semecarpus anacardium，腰托果、印度堅果）。它是藤類植物，而非樹木。

廄裡。這些猴子也會被來自漆樹的病毒感染，並透過性交互相傳染病毒。

這種樹有兩類亞種，一類的樹木為暗色，另一類則是淺色，但都擁有其他相同的特質。印度的苦行者會擠壓此樹木的果實製作萬靈藥。該果實長約一寸半，形狀像母馬或母驢的乳頭，會產生油膩的紅色物質。藏醫也利用這種果實作為醫治體內各種微生物的解藥，包括導致痲瘋的微生物。日本人與中國人也以漆樹的木材製藥。而日本人從木頭取出漆時，發展了消滅其有害病毒的處理方法。藏醫則只使用果實的汁液，也知道如何處理以消滅病毒。之後，汁液被用以消滅其他有害的微生物。若果實未經妥當處理，不但無法消滅微生物，反而會產生更多有害的微生物。這種樹木在春天開花，若接觸到樹木的花或葉，病毒會進入人體。即使樹木是乾燥的，若在樹底下的樹根範圍躺臥一段時間，人體的熱度會將根部的病毒引出，因而受到感染。

若受到漆樹病毒感染的女性，和男性發生性行為，男性會被感染。此外，若一位營養良好的健康女性感染了此種病毒，和一位已經一段時間沒有進食的男性發生性行為，該男性便很容易受到感染；但若男性在飽食之後與這位女性性交，其抵抗力則會相當提高。僅僅躺在受感染的「異性」（伴侶）之近處，即使沒發生性行爲也會被感染。從感染者的尿液冒出的水氣也具有病毒傳染力。這種疾病的症狀包括皮疹、搔癢，以及皮膚上的小膿疱。

在西藏，受到此種疱疹毒株感染的人，會進行爲期六到七個月的療程，包括使用瀉藥及催吐劑，以清除病毒。有時醫師也會給予輔助醫療，包括放血、熱浴等。療程期間，病患必須完全避免性行爲。一旦身體清淨後，疾病消失，傳染性也不復存。

一九六〇年代末期至一九七〇年代初期，我造訪不少歐洲國家，包括西班牙、德國、英國、義大利，也前往北美。在旅程中，我遇到許多疱疹的案例，也知道許多藥廠都在製造消滅或控制疱疹病毒的藥品。我相信，病患服用這些藥物的結果是疱疹病毒變種爲愛滋病毒，使醫治疱疹的療法對醫治愛滋病無效。《口訣續》間接提到這類療法：「若不知道如何有效地治療傳染病與微生物疾病，反而會加重疾病。」③這種疾病的情況是起初只在異性之間傳染，可是一旦病毒變種，同性也會彼此感染，並成爲更劇毒的疾病。據我所

③藏文："Rims dang gnyan gyi sgos bcos ma shes na gnyen po nad kyi grogs su 'gro ba srid."

知，愛滋病只存在於最近約二十五年❶，但各種古老的藏醫學典籍中已預言到此疾病，並描述了其性質與起源。

在西藏，也有非常接近皰疹的疾病，其可完全治癒，並不會造成微生物變種。在施行藏藥時，必須以連續的藥物來治療皰疹，以對治每一個症狀並達到整體性的人體平衡。根除皰疹病毒的藥被稱爲「偉大藥方」，其相當昂貴，因此只會給予兩、三粒藥丸。在療程中，病患睡覺時必須在齒間含著一根一寸長的銀棒。當病毒透過口腔的水氣上升並接觸到銀棒時，銀棒會變成深色。這可避免治療期間任何有害的副作用。否則，病毒可能會從口部而出，導致牙齒疾病或頭髮掉落。

有一句西藏諺語是這麼說的：「我的錢幣陸續被醫師取走，我的頭髮也被樹木病毒奪走。現在我沒了病毒，便可隨心所欲。」第一句指的是皰疹毒株的昂貴治療，第二句指的是在療程中可能發生的掉髮，最後一句指的是病患可再度進行性行爲。

從我在歐美治療過的愛滋病患（及其醫師）的報告來看，我得到的結論是：藏藥有助於治療此疾病。在西藏習慣用來醫治與漆樹有關之皰疹毒株的相同藥方，已證明可有效治療當前在西方流行的疱疹。我有理由相信此藥方也可消滅愛滋病毒。由於三種疾病所涉及的病毒可以被同樣的藥方消除，我推斷這些病毒都屬於同一種類，而愛滋病毒是從疱疹病毒變種而來的④。

以疱疹爲例，愛滋病在人體的顯現與個人的特定體液構成有關，因此不能以單一的藥物治療每個人。在治療愛滋病時，必須先認清哪一種體液顯著地失衡而預先治療，爲主要的治療做準備。這種預備性的治療因人而異。在前期療程後再使用「偉大藥方」以消滅病毒。一旦體內的病毒被清除，患者往往會相當虛弱和衰竭。爲了讓身體從病毒的影響恢復（即使病毒已經去除），醫師會進一步給病人與其體液構成有關的藥物。此外，愛滋病患

❶如同前述，本書英文版發行於二〇〇〇年，作者講授的時間可再往前推算數年，也就是說愛滋病約莫出現於四十多年前，美國疾病控制與預防中心則是在一九八一年六月六日通報全球首宗愛滋病毒感染的案例。

④在史丹佛大學等地，為愛滋病之科學研究奉獻多年的麥可．巴克曼醫師（Dr. Michael Bachmann），也出席了東登醫師的講座。他評論道，疱疹病毒與愛滋病毒非常不同，因此在科學上很難相信兩者為變種關係。正如達賴喇嘛尊者在華盛頓特區的第一屆藏醫學國際研討會中所強調的，如同任何科學理論，所有藏醫學的理論都應該接受實證檢驗。

在接受療程的期間，必須爲期六個月禁止性行爲。此疾病只能以如此個別式、多階段的療程治癒，而一旦痊癒就不會復發。

舉一個我親身治療這種疾病的例子。一九九六年，我在紐約市時，一位大約三十多歲的年輕男子，雖然十分健康，卻前來求診。我以爲他要來做一般的檢查。但他告訴我，一九八九年他曾經與兩個同伴一起前來求診，那時他們三人都患有愛滋病。我爲他們都開了藥。這個年輕人完全遵照我的囑咐，服用了五年的藥物。五年後，他去見他的私人醫師，想確定自己的狀況如何。醫師告訴他，他已無愛滋病了。他不相信，因此去找另一位醫師，第二位醫師也診斷他沒有愛滋病毒。第三位醫師也告知他一模一樣的結果。最後他接受了醫師們的診斷結果。他那兩位一起前來求診的同伴並未採用我給予的藥物與行爲建議，已然過世。我不記得自己在一九八九年曾治療過他，因爲我們沒有保留所有病患長期紀錄的習慣，因此我只是單純根據這位病患的描述來說。

再舉另一個例子。一九八八年，我造訪洛杉磯，兩位年長的男子從西雅圖打電話來，說他們患病，需要求診。那時美國政府正在掃蕩治療愛滋病的中醫師，所以我想這兩個人可能是政府密探在嘗試設下圈套。但無論如何，我還是同意要見他們。那時，我準備在週日下午一點鐘飛回紐約，所以我給他們的會面時間是十二點半，心想若他們要騷擾我，就得跟我去紐約。他們抵達時，我正準備啓程前往機場，但他們堅持需要完整諮詢，還說在一九八六年，曾經從我這裡得到治療愛滋病的藥物。因爲我壓根兒沒去過西雅圖，所以我馬上起疑，認爲他們是要讓我落入陷阱。當我表示自己從未去過西雅圖時，得到的回答是：他們並不是在西雅圖見到我，而是一九八六年在科羅拉多見到我——當時我在那裡受到韋伯醫師（Dr. Weber）的接待。他們說，在康復的過程中進展良好，但兩人都有持久不消的咳嗽問題，請我給予治療這個症狀的藥物。由於我並未保留所有病人的長期紀錄，當他們說曾受到我的治療時，我仍無法確定。因此，我又只能再度仰賴他人的陳述了。

藏醫學對癌症的看法

許多種類的癌症起源於微生物，但並非寄宿於漆樹的那種，而是之前討論過的，由於大氣中被引進污染物，這些生物存在於大氣中並降落在大地上。但是，在愛滋病毒與引起癌症的微生物之間存在著相似性——兩者都和之前提過、原生於人體的最小紅色微生物起相互作用。當人體處於平衡狀態時，三種體液不過多、不過少，也無擾亂，這些微生物便有益於良好健康。但體液不平衡時，這些微生物則導致疾病。同樣的，當這些最細小的生物單獨運作時，它們支持人體的運作。但當它們被來自外在環境（無論是來自漆樹或大氣）的有害生物攻擊時，則將導致患病。

根據藏醫學，沒有單一的藥物能有效地治療所有種類的癌症。醫師必須知道任何一種癌症的發生如何涉及三種體液，體液的失衡有可能是一種、兩種或三種。特別是當癌症牽涉到風或膽的失衡（這會使癌症特別危險），只治療導致癌症的微生物是遠遠不足的，因此，必須至少以三種藥物來整體性地治療疾病，這取決於牽涉到何種體液及元素①。

在印度我見過不少大腸癌及小腸癌的案例，印度醫師所開的藥方，對病患的身體有涼的功效。有時這些藥物會結合癌症切除手術。然而，攝取這類寒涼的藥物通常會造成涎失衡，並使癌症在肺再度出現，必須重新加以治療。過去幾十年來，我在印度治療了許多肺癌病人。若病人結合藏藥和手術，對藏醫特別重要的是鑑定病人的體液構成，否則要完全根治就非常困難。

在印度，我也見過許多白血病和肝癌的案例，藏醫對這兩類疾病的療法不同於其他癌症。數年來，我定期造訪孟買的塔塔醫院（Tata Hospital），在該處見到許多白血病和肝

① 一般而言，癌症，例如乳癌，在西藏很少見。藏族女性與西方女性的不同習俗之一是，當藏族女性停止哺餵時，依然會擠乳以確定所有乳汁都已排出；我想這種作法降低了藏族女性的乳癌比例。如果藏族女性發現乳房有腫塊，她會求醫，然後再求助於咒師，索取經過密咒加持的水並喝下。她也會請喇嘛（上師）傳授可以念誦的密咒。因此，藏族女性會同時採取純粹醫療的步驟及其他心理與靈性的方式。但這種方法對當代西方人而言，聽起來或許怪異，所以我不細談。

癌的案例。在那些案例中，我發現這些癌症會在某一個人體物質基礎消失，但之後在骨髓重新出現，也就是涎體液的位置之一。由癌症在體內移動的方式判斷，我推論印度醫師給予病人有寒涼功效的藥物，而造成涎與風體液的擾亂。

印度——佛陀的出生地，是古文明發源地之一，發展出被稱爲阿育吠陀的醫療傳統。有些印度的醫師現在對這古老的傳統又重拾興趣，特別是關於三種體液的解釋——尤其是風體液。從阿育吠陀與藏醫學的觀點，風體液對身體的健全與否扮演了重要角色。另一個治療疾病時要考慮的重要因素，則是身與心之間的緊密相互關係。現代西方醫師傾向於將身體視爲機器，孤立的部位可能損壞，此時他們嘗試治療或移除它，如同對待任何機械零件。太多時候，他們似乎認爲這些部位是分離且獨立的，就像機器的元件。現代醫學似乎也認爲身體的運作與心靈無關，好像心靈對身體一點作用都沒有，但事實並非如此。心靈與身體之間有著非常深切的相依關聯。除了這些缺點，我相信現代醫學是極爲成功的醫療體系。不過，若能採用對個人更爲全貌的理解觀點，包括體內五大元素的性質、外在環境，以及兩者之間的相互關係，此體系將更有效益。

各種癌症的生長和與其相關的主要體液有關。若癌症和涎有關，則生長緩慢；若和膽有關，則生長快速；若和風有關，則在生長與緩解之間起伏。以和涎有關的癌症爲例，沒甚麼疼痛和受苦；若和血與膽有關，往往非常疼痛；若和風有關，疼痛的強度會起伏不定。與涎有關的癌症會在黃昏與早晨感到不適；與膽有關的癌症，疼痛在正午和午夜會更顯著；與風有關的癌症，症狀會在晚上與黎明發作。與涎有關的癌症主要在春季引發；與膽有關的癌症主要在秋季引發；與風有關的癌症則主要在夏季引發。

根據藏傳醫學，由於癌症是微生物造成的，除非絕對必要，否則應避免進行切片檢查（biopsy），因這會造成身體的擾亂，加重疾病。我認爲既然西方已進行了大量癌症研究，醫師應該能十分精確地偵測出癌症是否正在增長，而不需進行切片檢查。當然，他們應該已辨認出其他的癌症症狀，而不需仰賴侵入性的治療。儘管如此，切片檢查似乎仍然規律性地進行，成爲診斷過程的主要部份。當醫師相當確定病人有癌症時，我相信採用如化學療法或放射線療法等適當的癌症治療，而非進行活體組織切片，會更加有效。如此一來，我相信許多種類的癌症能依靠現代醫療程序，在兩、三個月之內消除。進行切片的缺點是製造擾亂，使疾病擴散。這是我基於藏醫學傳統的意見，但西醫之所以如此頻繁進行切片檢查，當然也有其理由。

佛陀能夠預見未來。在以佛陀教法爲基礎的藏醫療傳統中，佛陀預言了現在盛行之各種疾病的性質、起源，以及適當的療法。相較之下，現代醫學奠基於科學研究，並且寄望於未來的研究而非過去的權威。我認爲若醫學研究者能夠謹慎地著重身心關係，將更能深刻理解疾病的性質，並能更有效地治病。

根據先前提過的佛陀預言，現代由微生物所引起的疾病（包括各種癌症等），是由被引進大氣與整體環境的汙染物促成。重複先前所說的，我相信原子和核子武器，以及如殺蟲劑、除草劑、食物添加物等許多其他化學汙染物，都促成了當前的環境汙染。我希望西方食物沒過度促成這些疾病，因爲我已經斷斷續續食用西方食物超過二十五年了！無論如何，根據佛教傳統，許多食品添加物是造成現在困擾我們的諸多疾病之因。

我想強調，藏醫學傳統基本上是奠基於佛陀的教法，包括佛陀的預言，而不是奠基於當前藏醫的研究。因此，當我們這些執業中的藏醫在診斷及治療疾病時，會容易犯錯。但這類錯誤是來自我們的限制，而非佛陀的錯誤。身爲佛教徒，我相信佛陀對於過去與現在的疾病之源具備無謬的洞見。當今世紀由微生物所造成之前所未見的疾病，必須製作新的藥物作爲對治。這表示我們這些行醫的藏醫必須嘗試了解並製作古老手稿裡記載的醫療藥方，而這些古老典籍都歸因於佛陀。直到相對應的疾病出現，這些藥方都還沒被製作過。現在這些前所未見的疾病開始流行了，我們必須根據數世紀前寫好的藥方，首度製作這些藥物。此外，在過去道德較爲良善的時代所流行的疾病，現在也很少見了。藏醫學的學生在對此傳統富有經驗的教師與醫師之引導下學習，也十分重要。如此一來，他們能從老師的經驗及古老的論典得到學習。

每位藏醫的經驗可能各自不同。例如除了已過世的洛桑・卓瑪醫師及我的私人診所之外，許多藏醫都會在達蘭薩拉的藏醫曆算院行醫且進行研究。這使達蘭薩拉成爲藏人流亡社群的主要醫療中心。每家診所對治療肝炎、癌症，以及愛滋病的特定藥方都有所不同。若一位藏醫學習出色，通曉古代醫學典籍，並以學徒身分跟隨有經驗的醫師，上述便屬於其個人的研究特性。我在一九五九年從共產黨佔領的西藏逃出來，作爲難民首次來到印度，保存藏醫學的責任主要落在我的雙肩。除了教導年輕藏人藏醫學以確定傳統得以保存，我也擔任達賴喇嘛尊者、他的兩位教師，以及許多其他喇嘛的私人醫師。除此之外，我還經營診所，治療許多病患，在過程中累積了大量經驗。行醫數十年來，我觀察自己使用的特定療方是否有效，這影響了我製作藥方的方式。因此，這也構成了一種類型的研究，這類研究可以解釋不同診所在準備藥方上的差異。

在藏醫學的各種藥方中，有許多是用來治療風失調的藥物，包括六味、八味、十五味、十七味、二十味、二十五味、三十一味、三十五味。不同的數字表示每帖藥方中的藥材種類數量。治療同樣的疾病，一位醫師可能會選擇其中一種，如三十味或二十味，而另一位醫師可能會開出兩種不同的藥方。有些醫師通常偏好其中一種或數種藥方。同樣的，許多藏醫會針對特定的熱病開出單一處方，而我通常會開兩種，因為我發現兩種處方的相互作用更具療效。再舉一個例子：一位病患可能風體液大量過多，並結合與血與膽體液有關的熱病。針對這種病症，有些醫師會開出分別於早上與晚上服用的兩種藥方。我則偏好將這兩種藥方混合在一個藥丸內，同時服用。這也是依據特定的藏醫學經典所來，並非由我個人編造。由於藏醫學的文獻十分浩瀚，一位藏醫有很大的自由度來選擇使用特定藥方以增進療效。

依據古老的藏醫學傳統，有三種程序會用來治療十八種微生物與傳染病。其中之一是長養禪定（samādhi，三摩地），並應用此高度覺知力以治療病患①。第二是念誦咒語，第三則是給予草藥醫療。現在，很少藏醫嫻熟禪定。有些醫師，包括我，在調配和給予醫藥之外，的確也念誦治療性的咒語。

三種程序都使用的案例已被證明確實有效，特別是在傳染病上。根據我在印度的經驗，有時具傳染性的流行病會興起，如流行性感冒。要對治這些疾病，藏醫可能會分發一種經過咒語加持，被稱爲「防護傳染病」的藥方。我過去常親自調配這種外形大顆的藥

①關於如何生起禪修專注，可參考《讓心沉穩：藏傳佛教關於培養禪修定境的教導》（暫譯，Gen Lamrimpa, *Calming the Mind: Tibetan Buddhist Teachings on Cultivating Meditative Quiescence*, trans. B. Alan Wallace, Ithaca: Snow Lion, 一九九五）。

丸，它可以包在布裡，只要身處於傳染病盛行的地方就戴在頸上，如同護身符一般。早晨醒來時，嗅聞這顆丸子幾次，再繼續戴著。在許多場合中，這保護了人們免受傳染。此種藥的效力來自其藥材成分、咒語及其他的影響因素❶。

結合藥材成分和咒語念誦的療效確有明證。例如若某人被患有狂犬病的狗咬傷，或懷疑自己被患有狂犬病的狗咬傷，藏醫會針對那隻狗的特性問某些特定問題，包括其顏色以及被咬傷的時間。病患的回覆將影響醫師開什麼樣的醫藥。如果疾病嚴重到病患神智失常，醫師或有成就的金剛乘行者會在一張紙上寫特定的咒語，捲起來，在定量的水上念誦咒語，水會因此得到咒語的加持。寫著咒語的紙張會交給狂犬病患者，讓他配合被咒語加持過的水服下。此治療會在一大早進行。若這位心神喪失的病患步伐踉蹌，醫師會扶著病患走五十步，並告知病患在此期間閉氣。醫師則在一旁確定這位病患確實閉氣，從其鼻部或口部並沒有氣體逸出。走了五十步後，醫師取出一面銅鏡，要病患對著鏡面迅速哈氣，重複兩三次。病患吐出的熱氣會顯示在鏡面上。在某些情況下，鏡子上的熱氣會顯示出一個微小的狗形，這表示狂犬病被治好了，病患將完全康復。如果銅鏡上沒有顯示狗的形象，並且鏡面有點暗沉，表示病患體內有毒性存留，就必須以藥物治療。但若出現狗的形象，則不需要藥物，因爲疾病已由紙上所寫的咒語和咒語加持過的水淨除了。

此種治療狂犬病的方法，今日仍然實行。但上述預防傳染病的方法——它們只對流感和一般感冒等特定傳染病有效，已經很少使用。

❶有興趣的讀者可進一步參考關於俗稱「黑藥丸」的說明，例如這篇〈蓮師巖傳防禦一切傳染惡疾印度達賴喇嘛藏醫院製作「那玻古久」聞觸解脫黑寶丸功德利益解說〉。

良性與惡性腫瘤

雖然我提過，癌症是一種由微生物引起的疾病，但並非所有腫瘤都起源於這個原因，某些腫瘤單純是因不健康的飲食與行爲而引起的。腫瘤被稱爲 trän（藏文 skran，「登」），屬於痼疾（嚴重慢性疾病）的範疇。現在將討論：(I) 形成腫瘤的原因、(II) 屬於痼疾範疇的疾病類型、(III) 腫瘤在體內的位置、(IV) 腫瘤的症狀。這裡的討論與一切腫瘤相關，其種類十分廣泛。

(I) 痼疾本質上起源於消化不當。若能消膽運作不良，也會削弱伴火風的運作，便可能會造成此類疾病。此類疾病可能由涎、血或膽引起；也可能因風而引起，但單獨由風體液的擾亂所致。致病成因可能還有微生物、未消化的精華，或攝入毛髮，這些都會直接削弱能消膽並間接削弱伴火風。再者，痼疾可能因魔擾而引起，但其主要成因是個人先前的「業」。其他造成此類疾病的原因包括：(一) 血液循環不調，因此身體的某些部位有過多血液累積，其他部位則相對地寡少；㈡任何人體物質基礎的擾亂；㈢子彈、矛與刀等武器造成的傷口出血。藏醫會立即縫合任何武器在表皮造成的傷口，但若傷口的污血累積，會造成痼疾。這類疾病也可能來自生產過程，例如有部份的子宮血液，或部份的胎盤和臍帶仍留在母親體內。最後，經常躺臥在潮濕的地上，特別是沒有添加適當的衣著（如在濕草地上日光浴），可能會造成痼疾，包括腎臟病與前列腺癌。

(II) 在痼疾的範疇內，包含了十一類腫瘤，但又可簡化為與熱病及冷病有關的兩類腫瘤。這些腫瘤更加詳盡的進一步分類可細分為二十類，但我現在將不細談這些。㈠第一類腫瘤是因消化不良而在胃部形成。㈡第二類腫瘤是因殘血而形成。在這種情況下，血液的精華轉化為肌肉，而血液的殘餘則進入膽囊。在膽囊中會進行另一種分離。若此消化過程的階段受到阻礙，將形成膽囊或小腸內的腫瘤。㈢下一類稱為「風腫瘤」，會在大腸形成。如先前提過的，這類腫瘤並不僅僅起因於風的失衡，而是因風依於其他因素造成的擾亂而引起，比如漿液、涎、消化不良或攝入毛髮。稱為「風腫瘤」是因為它在大腸形成，而大腸是風體液的主要所在地。㈣「血腫瘤」因依賴血液而在子宮內形成，其下有五

先前提過，腫瘤可能會因生產過程後的殘血滯留，而在子宮中形成。生產的血液需要完全排出。藏醫能很容易地辨認出此類腫瘤，但必須進一步診斷以確定腫瘤是惡性或良性。

某些腫瘤肇因於微生物，但並非一切腫瘤均肇因於此。惡性腫瘤現今在西方很普遍，的確是來自微生物。在肝臟與膽囊形成的腫瘤和熱病有關。若是由微生物造成的，通常會轉移到身體的其他部位，如腦部。

如先前解釋過的，癌症包含在十八種微生物與傳染病之中，而這十八種疾病可進一步分類為四十種。藏文名詞「霍洛吧」（藏文 lhog pa），疔瘡，指的是某種微生物及其所引發的疾病。疔瘡的症狀包括出現於四肢、喉嚨，或身體其他部位的單一巨大疼痛紅腫。在藏醫學傳統中，此症狀能以藥物治療。佛教密乘行者也會念誦咒語。當發炎處裂開，噴出液體及突出一塊眼球般大小的肉團時，也會結合草藥和咒語的方式來治療。根據西藏風俗，會移除及清洗此肉團，再讓病患吞下，這猶如預防接種，使病患未來可免疫於此種疾病。當我在西藏的遊牧鄉下成長時，曾多次親眼目睹這種療法，而此療法似乎有助於避免疾病復發。

「霍洛吧」微生物來自牲口，在西藏只來自牛科動物，包括雌雄犛牛①、家畜牛隻和犏牛（dzo，公牛與母犛牛的混種）。當這類動物死後，藏人會剝下其毛皮，此時「霍洛吧」微生物會從動物的肌肉經由皮革進入剝皮者的肌肉。受感染的病患接受適當的治療時，會如前所述吞下肉塊，這將使他從此免疫於該疾病，即使再度感染也能免疫。然而，未接受適當治療的人會死於此疾，其屍體則成爲感染之源。

奇怪的是，除非第一位感染者死亡，否則此疾病不會透過人體傳播。由於西藏人了解這一點，當處理死於此疾病的屍體時，人們會確保不碰觸屍體。當人們將屍體帶往火葬場時，會把屍體綁在竿子上，扛著竿子，使屍體和自己保持距離。我相信：如果割開或以手術切除突出的肉塊，會形成痂（scab），並持續流出膿和其他液體，最終將變得無法治愈，因爲作爲病因的微生物仍然頑強存在。在西藏，患此疾病的人，若刺穿腫瘤或嘗試切

①在西藏，只有此種類的雄性稱為yak（犛牛，藏文g.yag，「亞」），雌性則稱為dri（藏文'bri，「提」）。

除腫瘤，他們可能會存活好幾年，但腫脹仍然存在，上面的小孔亦將持續滲漏漿液與膿。

以上關於藏人處理此疾病的方式，是來自我本身的經驗——因爲我成長於牧民中，親自目睹上述療法如何進行。我親眼見到何種方式有效，何種無效。此種治療方法是西藏牧民的一般常識。我懷疑過去在美洲的水牛群自由移動時，同樣的微生物可能也存在，並也會傳染此疾病。

西藏牧民於西藏北部的高原遊牧移動，特別是在夏季，他們會在某處駐紮一個月，放牧牲口，再移到他處一個月。這些牧民對此特定疾病有最爲實用的知識。在西藏北部與南部的牧民（南部是我成長之處），會觀察動物死亡的地點，觀察降雪後其遺骸周圍的地面。如果動物並未受到此種微生物的感染，周圍地面的雪不會融化；但若動物受到感染，周圍地面的雪會因這種微生物的存在而融化。若牧民發現雪因此融化了，他們會用乾氂牛糞建造一堵矮牆，圍繞著受感染的遺骸。隨即燃燒這堵牛糞牆，持續燃燒三到五天。這樣一來，牧民可確定微生物完全滅除，不會四處散播。火堆完全熄滅後，他們會觀察遺骸地面周圍的痕跡。痕跡會指示微生物先前的存在軌跡。

在我成長的年代，我家有六到七百頭犛牛和牛，以及約三千頭綿羊。即使是小家戶也有兩千頭綿羊。當我年約六、七歲，住在西藏南部時，兩個男人感染了此疾病。其中一人注意到腫脹症狀，立即求醫就診，並完全康復。幾年後我到拉薩習醫，最終回家時遇到這個人，發現他的頸項一邊有許多疤痕，是小肉塊出現而過後痊癒之處，是該疾病留下的唯一痕跡。另一個人試圖藉由切除像瘤一樣突出的肉塊，自行醫治，但他死了。他的鄰居辨認出死因，警告我遠離屍體。他們找了曾經感染過該疾病且以前述方式獲得免疫的人來處理屍體。

距離我家兩小時的步行距離，就可到達曾被這種微生物大規模感染的區域。那裡曾死過大批牲口，因此牧民放棄了那個區域，不願在該處放牧。爲了釐清這些微生物是否仍存活於土壤中，即使在沒有牲口的情況下，他們等待大風雪到來，接著再尋找由於此微生物而發生融雪的地點。一旦牧民鑑定了這些地點，便築起乾犛牛糞的矮牆，圍繞受感染的區域，點燃牛糞。這些火堆悶燒十天之久。火熄滅後，我們檢查其中一個地點，發現了拳頭大小的燒焦肉塊，上面布滿許多如小眼睛般的痕跡。我們從不曉得爲什麼會產生這樣的痕跡。

「霍洛吧」疾病是十八種微生物與傳染病之一。這類微生物起初形成於大氣，進入身體，和體內原本就有的細小紅色微生物結合。像這樣藉由空氣傳播的微生物，一共有七種。

各種在腦、肝、肺等處形成的癌症，並不包括在藏文稱爲「登」(trän)的腫瘤中。「登」基本上是良性的，以上所述癌症是含括在微生物與傳染病的種類中。我先討論小微生物種類——特別是在身體外部出現，可以肉眼所見的一類。這些生物從大氣進入身體，侵入血流，因此散布全身。此感染會造成熱病，接著影響喉部的左右兩側，以及頸後的左右兩側。然後會散布到太陽穴，胳肢窩前方，與腎同一水平的腰部左右兩側，與小腸同一水平的下腹部左右兩側，以及腹股溝的左右兩側。它只散布於身體表面，而不會深入內臟。最常出現的部位是頸項前部左右兩側、太陽穴以及腹股溝的左右兩側。

有許多疾病出現於體表，以其顏色、柔硬的一致程度、熱度、成熟速度、成長或緩解之速度而有所分別，故應依上述各種項目來檢驗症狀。這類疾病的生起可能和風、膽、涎、血、肉、脂肪或脈有關。也可能會在皮膚表面發生特定種類的發炎或潰瘍，若因此受到感染，也可能造成此類疾病。當這種微生物侵入身體，首先將造成熱病，其症狀是發冷、發抖、全身疼痛及不適。即使身體有高熱，但不管穿多少衣服仍然覺得冷。這些是由感染引起的熱病初期症狀，稍後成熟，並如前所述般在體內散布。事實上，這些症狀非常類似於一般感冒、流感、天花或水痘的初期症狀。根據西藏傳統，水痘有不同種類，以其顏色，如白、紅與雜色來分類。也有一種水痘菌種是屬於兒童特別容易感染的類型。這些種類的痘疹也包括在四十種微生物與傳染病的總體分類當中。

在十八種微生物與傳染病中，大多於預言中只會在佛陀教法住世最後五百年的五濁惡世出現，不過有一種很複雜且極爲嚴重的疾病，已經存在許久，肇因於三種因素的聚合。第一個因素是一種微生物，第二是受到龍族的非人生物所影響，龍族會因掘地、水域汙染等因素而被引發；第三則是個人的「業」。雖然這種疾病已經存在許久，但在當前世紀特別盛行。此病即爲痲瘋，古代時很罕見——至少在西藏是如此，但由於當今處於濁世，所以益發盛行。

的物質。根據西藏習俗，女性生產後的一週之內，必須臥床保暖、飲食良好、休息、大量睡眠。若產婦體內還殘存著任何殘餘血液或漿液，此舉有助於殘餘物質逐步分泌完畢，而預防此腫瘤的形成。此腫瘤的症狀包括臉色暗沉及關節腫脹不適。此疾病非常容易與類風濕關節炎混淆。

㈦第七類腫瘤稱爲「產後子宮結瘤」（dangling tumor of the channels），這類腫瘤在輸卵管中「懸擺」。在長時間且痛苦的生產過程中，助產士可能會強力把胎兒拉出子宮，造成此類腫瘤。剖腹產手術也可能造成此類腫瘤。在任一的情況下，輸卵管皆可能受損，造成此類腫瘤。

五年前，我遇到一位居住印度的藏族女性，曾經剖腹生產，之後她（的陰部）持續流出液體。儘管進行了兩回手術，但病因仍未鑑定，症狀依舊持續。最後她向我求助。由於她的丈夫已經移民到美國，我要求會見她的姊妹與父親。檢驗這位病患後，在她的輸卵管中發現此類腫瘤，我便向她建議：「在我爲你治療之前，你要先請上師占卜，看看你應該前往位於坎格拉（Kangra）、盧迪亞納（Ludhiāna），或昌迪加爾（Chandīgarh）的醫院。如果占卜結果表示你應該去盧迪亞納或昌迪加爾，你應該進行X光檢查，把檢查結果給我看。如果占卜表示你應該去坎格拉的醫院，就聽從那裡的醫師指示，但記得要讓我知道醫師說了些什麼。」提出最後一項要求的原因是坎格拉很接近我所居住的達蘭薩拉，我和坎格拉的醫師曾有密切的合作關係。這位女性聽從我的建議，請問她的上師德瑪．勒卓仁波切（Dema Lochö Rinpoche），仁波切同意進行占卜。占卜顯示她應該前往坎格拉。在進行X光檢驗前，坎格拉的醫師問起我的診斷。我告訴他們，除了前述腫瘤之外，我的脈診與尿診分析表示她的輸卵管堵塞，可能是先前某次手術的棉花紗布細絲留在輸卵管內造成的。

坎格拉醫院的醫師進行X光檢查，發現輸卵管堵塞，又進行了一次手術，移除了輸卵管中的腫瘤，其大小約與拇指尖端相近。這對於小鎮的醫院而言是樁很大的成就，他們拍攝了整個過程。手術後，這位女性回來見我，我給她藥方以完成整個療程。最後她完全康復，我相信她現在是住在美國。她的腫瘤肇因於先前的手術疏失，因此先前治療她的醫師對這個結果感到十分尷尬。這位女士的父親採取了法律行動，結果得到等同原先手術費用的四萬盧比的賠償。這筆錢後來供養給達賴喇嘛尊者。

㈧第八類腫瘤稱爲「卵子腫瘤」（ovum tumor），形成於精卵結合之時。由於不適當的飲食或行爲，或有缺陷的精子，胚胎並沒發育。結果腐壞的精卵結合會導致腫瘤。此腫瘤的症狀包括月經來潮更加頻繁，每週或隔週就有、感到不快樂、全身不適、肌肉與骨骼疼痛。

㈨最後一類腫瘤稱爲「薩谷血瘤」（zaku blood tumor）。「薩谷」指的是健康的血液。在月經期間，流出的血液稱爲殘血，應當排除乾淨。但在某些例子中，正常健康的血液伴隨著殘血排出，會導致此類腫瘤。在這種情況下，從卵巢排出的卵子往下進入子宮並停留該處，但因經血並未正常排出，更多血液流入子宮，堆積在內，造成子宮內部形成腫瘤。子宮可能會長得很大，如同懷孕一般。此腫瘤的症狀包括腹脹（abdominal distention）、不適、以及腹部咕嚕作響。

另一種婦科疾病意味著子宮內原有的微生物被引發。此類腫瘤並未包含在上述女性的九類腫瘤之中，也不包含在十八種微生物與傳染病之中。其症狀包括髂骨（胯骨）前後側不適、陰道搔癢、注意力不集中、失眠、躁動以及尿道異味。大多數在子宮形成的腫瘤並不屬於微生物和傳染病。然而，乳房和淋巴結的腫瘤則包含在微生物與傳染病中。由微生物造成的跡象是初期腫瘤從淋巴結或乳房切除之後，還會形成新的腫瘤。雖然這是一種微生物疾病，但並不會傳染。

如前所述，當有經驗的腫瘤科醫師診斷出病患的腫瘤可能是惡性時，我認爲最好是立即治療——無論採取手術、化療、放射線，或結合上述方法——但避免進行切片檢查。即使腫瘤是良性的，病人大多數能從前述治療方式康復。但刺穿腫瘤的活體切片卻可能導致癌症擴散全身，尤其是在乳房或淋巴結的腫瘤。我傾向先使用放射線與化療，當組織死亡後，就可以手術移除而不造成癌症擴散。

多年來在西藏行醫，我治療過許多受各式各樣疾病所苦的女性，但從未遇過乳癌的例子。有時在乳房會形成硬塊，這是龍族的影響所導致，患病的女性會諮詢上師並獲得關於如何對治龍族影響的修持指導，也會求診醫治。在某些案例中，硬塊會破裂流膿，然後就會治好。在其他案例中，硬塊不會破裂，但可藉由適當的藥物完全治癒。

我在印度也治療過罹患此種疾病的女性。大約十年前，有一個病例，一位女病患的乳房長了很大的硬塊，印度醫師說她罹患了乳癌。她前來求診時，我建議她去找她的喇嘛進行占卜，以確定是哪種非人的影響造成她的問題，而且應如何以靈性修持安撫它們。此外，我也開了藥膏，讓她塗敷在乳房上，以縮小腫塊。之後，我給她另一種藥膏，塗抹在乳房同一處，讓硬塊開啓，引出膿汁，這並不需要切割。最後的療程中，我用了青稞麵團作爲吸收傷口餘膿的軟膏。治療的結果是她完全康復了，且目前仍然健在。

我從一九六一年起在印度行醫，期間我治療過許多女性。乳房腫瘤在藏族女性當中相對而言較不常見，但當乳房腫瘤患者前來求診時，在大多數的情況下，我僅僅開立藥方並給予適當飲食與行爲的建議，就足以完全治癒。這些年來，我只遇過兩、三位藏族婦女罹患乳癌；在我醫治過的眾多印度女性中，也只遇過四或五位罹患乳癌的案例。但在我造訪歐洲與北美期間，則遇到了許多乳癌的案例。

爲何藏族女性很少罹患乳癌，我認爲是由於藏族女性傳統上哺育母乳三或四年，有些甚至長達六、七年。這是健康的行爲，可預防乳癌。在西方，許多女性並不哺育母乳，或只哺育很短的時間，我相信這是乳癌的成因之一。

問答

問：在西方，近來對免疫接種之正負效果有些討論。您對接種疫苗與其他免疫方法的意見爲何？

答：關於我的醫療行爲和見解，我只是依賴於佛陀的教法，包括《四部醫典》等。我沒有預知的洞見力，也沒有高度的禪定證悟，因此要我在這個問題上給予很周全的回答會有些困難。舉例來說，造成終生對天花免疫的傳統西藏療法是直接運用在與肺有關的脈。

在傳統西藏，若感染天花，患者會被置於隔離檢疫處。此外，患者也被禁止食用會加劇病情的食物，如肉、酒或甜食。當天花成熟，膿疱的頂端變得暗沉，病患會接受風病的藥物治療，食用一些肉類，病就能治癒了。病患痊癒後，天花疱疹乾掉的皮層會被收集、弄乾，磨成細粉。細粉會混合藥物，作爲還沒受感染者的預防性藥方。少量的粉末會塗抹於手腕內側的皮膚上（該處是與肺有關的脈經過之處），並以杏皮將粉末固定於該處。最後，相當大（直徑約半寸）的蒼白膿疱會在該處形成，人會發燒，但膿疱本身並不太疼痛。若這種療法進行得當，只會形成一個膿疱，否則會形成好幾個。當膿疱乾燥並痊癒時，醫師會移除痂皮，磨成粉，用以使他人免疫。此種痂皮磨成的粉末是最有效力的接種疫苗。

牧民也會將此接種方式用於牲口。有些傳染病的劇毒菌株會一次就使兩、三百頭犛牛與牛群死亡。有經驗的牧民會在一頭染病的牲畜死亡前先抽取它的血液，並保持溫度使其不致溫度流失。然後他們會以草藥混合血液，爲了保持血液溫暖，他們會把它置於衣物內側，貼近皮膚。然後混合液體注入未受感染的動物鼻孔，讓其接種以預防疾病。現在有一位在西藏東北佐祈區域的醫師相當擅長這種技術。

問：藏醫發誓不傷害有情眾生，但在藏醫學論典中，提到許多對不同體液構成的人們而言健康或不健康的肉類，在某些情況下，肉類被用於藏藥。難道這之中沒有矛盾嗎？

答：藏醫的確會避免傷害有情眾生，藏醫學典籍也確實有許多地方提到食肉，但任何藏醫藥方中均無肉類。雖然有時會使用少量的熊麝香，這意味著會殺害熊。猶如保護自己的生命般，藏醫應該保護一切有情的生命，甚至昆蟲。另一方面而言，藏醫可能會告訴病患：針對某特定疾病，哪些肉類有益健康，哪些肉類無益健康。例如醫師可能會告知病患需要攝取羊肉，但不會指示病患宰殺羊，否則醫師與病患均將累積殺生的業。醫師只陳述醫療事實：若病患食用羊肉，將有助於治療疾病。根據佛教戒律，若動物並非特地爲自己被殺，那即使食用其肉，也沒累積殺生的惡業。但從另一方面而言，若整個社群都不食肉，屠夫將會失業，也沒有動物會被宰殺。因此，即使消費者並無直接殺害動物，購買與食用肉類仍然是不好的行爲。

引用另一個相關的例子：我的英譯者艾倫・華勒士，一九七〇年代初期曾居住印度四年，他後來感染了三種寄生蟲，有的從他的糞便冒出。我開了驅蟲藥給他。身爲藏醫，雖然我應珍惜即使是最微小的有情眾生，但人類的生命比腸道中的寄生蟲更具價值。因此即使消滅這些蟲子並不好，但因他的生命更珍貴，我還是給了他藥物。在一切案例中，我們必須判斷哪些具更高利益，哪些則會帶來更大傷害。因爲當時我們做的決定，今天艾倫可以擔任各位的英譯。若我更重視絛蟲的性命，那些蟲子不會在此時對任何人有一丁點助益。

問：歷史上，藏醫學包括進行屍體解剖嗎？

答：是的，這在西藏已進行了兩千多年。人死亡後，其屍體會被剖開，醫師可以清楚地看到內部。藏醫藥典籍中也提到屍體解剖。當我年少在西藏習醫時，屍體解剖仍然經常進行。事實上，西藏是全世界最容易進行屍體解剖之處，因爲藏族傳統會切割人的屍體，以餵食禿鷹與其他野生動物。進行屍體解剖絕無任何汙名或禁忌。在西藏，有些人的生計是將屍體抬到山巔，並加以切割讓禿鷹較容易吃。他們學到了許多人類解剖學的知識。傳染病死者是個例外，他們的屍體被禁止以上述方式切開。法律規定這類受汙染的屍體應該被埋葬，而不是切開或火化。

除了一些大喇嘛，在西藏不會有人被火化。這並非因爲缺乏薪柴（西藏有不少地方森林密布），而是因爲藏人偏好將屍體施捨給禿鷹，作爲最後的布施之舉。若燃燒屍體，則沒有眾生可得到利益。在藏傳佛教中有類似的修法，稱爲「斷境法」（「倔」，chö，藏文 gcod，字面意義爲「斷」，俗稱「施身法」），修持者觀想將自己的身體給予食肉的鬼靈，而後者會以禿鷹的型態顯現。

15 健全的行為

一生的行爲

現在將談論預防性醫療的面向，即關於如何維持健康之終生、季節性、偶爾性等不同種類的行爲。相同的建議在患病時也要遵循。終生的健康行爲有兩種：爲了追求世俗目的之行爲，以及爲了達成靈性目的之行爲。

世俗的行爲

在追求世俗目的之行爲類別中，某些行爲可增長命壽，包括使用萬靈藥以及在藏醫學傳統中被稱爲「珍貴丸」與「甘露丸」的藥物。珍貴丸由醫師準備，而甘露丸通常是由具有高度證量的喇嘛準備，被當成加持物來服用。珍貴丸則增長壽命。在西藏傳統中，有個習俗是寫下長壽祈請文或咒文，置於佛龕上，並以禪修與持咒來加持該文字。通常是由喇嘛進行加持，接著將紙張妥善摺好並放入嘎烏盒（聖物盒），佩掛於頸部當成護身符。

另一個增長壽命與防止疾疫的古老方式，是攝取具療效的果實，一種稱爲「尊勝」的訶子①。然而由於目前世人缺乏福德，這種果實幾乎已經消失了。據說此樹木的果實可預防一切傳染病。這種果實，我曾買過一些，大概三寸長，每個約美金六十元。若將這種果實的一塊切片和單一藥方混合，連要製作一個月的藥量也不足夠。

其他可服用與可作爲護身符的醫藥物質包括菖蒲①、芥子以及印度沒藥樹②。其他使用於護身符的非醫藥物質包括舍利——如骨灰或有時出現在證悟者火化遺骸中的粒狀舍利子。鑽石、青金石（古稱青黛，佛教稱壁琉璃）、藍寶石、祖母綠、天珠③，這些寶石現在被當成裝飾品，以金鑲飾；但在西藏原本是用來保護人們免於武器與傳染病的傷害。

---

①關於不同種類之訶子（myrobalan）的詳細描述，可參考《藏醫學精要續》第一四八～一四九頁。

①見上註引用之書，第一五一頁。

②見上註引用之書，第一四六頁。

③自然形成的長形石，有「眼」，極受藏人重視。石眼愈多則價值愈高，最昂貴的一種有九隻眼。

我們現在正身處深具歷史意義的時代，釋迦牟尼的教法依然住世，佛的舍利也還保存在佛塔或聖骨匣中，比如尼泊爾加德滿都著名的博達大塔。據說，當佛陀教法完全消失於此世，所有這個時代的諸佛菩薩之舍利都將沉入大海，成為寶石，由龍族守護。根據佛教傳說，今日的所有祖母綠、鑽石及藍寶石，都是由先前證悟者的舍利轉變而來的。釋迦牟尼佛的舍利可當成護身符穿戴或置於佛龕上禮拜。這麼做能帶來大量的加持，因為這些神聖的遺物還會再繼續利益眾生。

佛的身舍利能轉變為具有十四種功德的滿願寶。例如向這類珍寶祈請時，所求皆能滿願，亦可消除黑暗、療癒疾病、驅逐惡靈、增長壽命，並使人氣色清朗。根據佛教信仰，這類滿願寶目前在海洋中，只有具賢德的轉輪聖王在位時才會出現。當釋迦牟尼佛出世時，有預言他會成為轉輪聖王，或是圓滿證悟者——佛。

由菩薩舍利轉變而成的珍貴寶石，具有佛舍利滿願寶十四種功德中的十一種功德。阿羅漢舍利（阿羅漢已毫無退轉地從所有煩惱及輪迴解脫）所轉變的珍寶具有七種功德。最後，尚未成為佛陀、菩薩或阿羅漢的其他了悟者之舍利所轉變的珍寶，具有五種或至少兩種功德。雖然目前這些珍寶仍位於海中，如同諸多佛經所示，具有深厚福德的人仍可發現它們。

科學解釋說鑽石源於壓縮碳，這和佛教的觀點不同。根據佛教傳說，鑽石的起源可上溯至眞實語成就菩薩，其名號的意思爲「其眞理言語會成眞的能人」。據傳這尊菩薩所作的任何祈願都能成眞。眞實語菩薩在世於八萬年前。他住世的五百年內，完全戒殺，只靠酸奶過活。當他即將辭世時，他昇空到在佛教傳統宇宙觀中屬世界中央的須彌山頂。

在眞實語成就菩薩的身舍利中，其中一塊肩胛骨由遍入天（Viṣṇu，毘濕奴）製成輪，另一塊則被製成矛。傳說這兩種武器總能準確無誤地擊中目標，被擊之物無一例外地都會被摧毀。但任何被這兩種武器所殺的眾生都不會轉生於惡道。在西藏，傳統上若有人犯下謀殺等重罪時，通常會祈願自己能被遍入天的這兩種武器之一擊死。眞實語成就菩薩的其餘骨骸被大梵天（Brahmā）與其他神祇製成裝飾物，部分則磨成粉，被風帶往菩提迦耶，並在菩提迦耶成爲鑽石。藏語稱菩提迦耶爲「多傑登」（Dorje Den，藏文 rDo rje gdan），也就是說「金剛座」，這裡的「多傑」或「金剛」意指「鑽石」。佛教傳統宣稱賢劫千佛都將在菩提迦耶證悟成佛。

回歸增長壽命的主題：我們應該防範兩種導致非時死的因緣，也就是不善的行爲及飲食。應時時保持正念警覺，無時無刻避免惡行與不良飲食。大多數疾病都是依個人的飲食與行爲而生起。許多疾病的發生是由於同時吃下許多不同種類的食物。即使食物的個別成分是健康的，但某些組合有害於健康。縱使沒有馬上察覺到病症，也會逐漸累積，長期下導致疾病。再者，若旅行到異地，由於當地食物與自己的飲食習慣不同，過量的異地食物也會造成疾病。

一般而言，任何食物，特別是不熟悉的食物，僅僅因享受其美味而食用過量，將有害健康。過度攝取啤酒、烈酒、生肉與蔬菜是不健康的。但我必須加上一點：在成長過程中已經習慣不健康飲食的人，可能會對這些食物有較高的忍受度——即使他們是在與體液相關的不適當時間進食。另一方面而言，不習慣吃甜食的人若大量攝取甜食，會造成涎失調。過度攝取澀味或粗糙的食物，會造成風失調。以油膩食物爲主的飲食，則會引發膽失調。在這類情況下，罹患疾病的原因通常有二：第一是吃不熟悉的食物，第二是在錯誤的時間進食。

不善的行爲與身、語、意有關。不善的語包括以傲慢、執著及瞋恨爲動機的言語；綺語（無意義的言談），以及一切惡口與毀謗。慣於此種不善語的人，很容易罹患膽擾亂的相關疾病。爲了防範不善的意之行爲，應隨時留心自己的行爲後果，特別是長期的、倫理上的後果。對於所有型態的身、語、意之行爲，重要的是不要過度乃至筋疲力竭，這也會導致疾病。

與五種感官對境有關的行爲，重要的是適可而止。有些不善的感官享樂必須完全避免，其餘的則不應過度耽溺或過度禁制。

以下是健康行爲的一般傳統建議。移動時，重要的是留意去向，注意前、後方並關注周遭環境。坐在草地或其他地面上時，宜事先檢查，因爲我們可能會坐在昆蟲或其他生物上，會殺害到它們或是被它們所傷。根據西藏傳統（這些傳統不一定都適用於現代世界），夜晚在外行動時，應結伴同行，帶著棍子護身。進入未知地域時，應先考察該處是否經常有強盜出沒。若穿越著火的樹林，應離火勢逆風而行，並留意灰燼底下燒燙的炭火。夏季在山區行走時，要留意可能會引發山崩的鬆動石頭和沙粒。在冬季當樹枝可能十分脆弱且被冰覆蓋時，不應爬樹。不管是在室內或室外，要留意環境的潛在危險。例如在印度南部的某些地區，必須時時刻刻當心毒蛇。若必須進入危險地區，重要的是和值得信任可靠的朋友同行。

夜間必須睡眠。在西方，許多人認爲夜晚是舉行派對的時間，但他們錯了。夜晚是睡眠的時間。若偶爾在夜晚睡得太少，應當在隔日小睡補眠。如果長期缺乏睡眠，將造成風擾亂累積，並在之後發作，尤其是夏季。特別是在初夏，應當於白晝小睡，多加休息。再者，若因爲喝醉、深度悲傷、談話過多、年長而導致夜間睡眠過少，晝間補眠就特別重要。

在秋季與初冬，從十月到十二月，不應於白晝睡眠，這將導致涎失調，身體可能會腫脹或容易罹患痛風與水腫。如果習慣在這些季節於白晝睡眠，且飲食不當，身體會累積太多液體，使其發脹，心智變得遲鈍，容易頭痛、懶散及感冒。如果被這類涎病所影響，則應齋戒或服用催吐劑。若長期失眠，應飲用牛奶、啤酒、肉汁、融化的奶油，並且在頭上與耳內塗抹芝麻油。

關於性行爲，應避免和以下對象性交：任何非人的生物、他人的配偶、健康衰弱者（氣色差、消瘦耗弱等）、任何階段的懷孕女性、月事中的女性。性行爲的健康頻率，在冬季可盡興而爲；在秋季與春季，不應超過兩天一次；在初夏和夏末，則不超過兩週一次。若過度性交，感官功能（包括視覺，聽覺甚至智力）都將受損，造成暈眩及非時死。健康的性行爲，並沒有最低數量的限制。事實上，禁慾守貞最有益於健康。

藏醫學典籍表示，遵循基本禮節等社會規範的行爲，是一切善妙功德的基礎。這包括不帶躁進侵犯或傲慢霸道的柔和言語，因其能促進和諧關係。當某人通常對人很好，但有時會不當地出言不遜，則不應以諷刺或惡語回敬。反之，應當聆聽此人的批評，且柔和回應。特別是被敵人虐待或傷害時，重要的是不應報復，而應安忍。如此一來，過一段時間之後，敵人也將成爲朋友。

應當尊敬那些曾經在需要的時候幫助過自己的人，尊敬教師與年長親戚。這是西藏的一般行爲，但在中國共產黨佔領後已經衰敗了。一般而言，我們的言語和行爲必須依循所居之地的習俗，並且和朋友同伴和睦相處，這是十分重要的。不論職業爲何，應認眞地執行，且不應過度吝嗇。有一句西藏格言：「若你住在一棟連椽子都以實金打造的房屋中，就不要連水都捨不得給。如果眞有需要，應該從金椽刮下一些金子〔給人〕。」

靈性的行爲

不管我們從事何種職業（耕種、經商，或在工廠勞動），不管工作多麼努力，若不從事靈性修持，辛勤工作只會成爲來生受苦之因。因此，爲了避免受苦以及尋得眞實的幸福，我們應進行靈性修持。我們可親眼目睹，許多富有人士投入大量時間工作，卻無法覓得眞實的幸福，反而心裡充滿焦慮。同時，他們這麼做只是爲投生於惡趣播下種子，如投生爲餓鬼或地獄道的眾生。即使希望最終能進行靈性修持，卻將積聚財富等其他事項置於優先，餘下留給靈性修持的時間，唯有當屍體躺在棺材時才到來。

如前所述，必須特別避免的十種不善行包括：三種身的惡業—殺生、邪淫與偷盜；四種語的惡業——妄語、兩舌、惡口及綺語（無意義的閒聊）；三種意的惡業——貪婪、瞋恚及不正見。爲了在靈性修持上有所增益，對一位靈性導師生起信心與虔誠心至關緊要。不應單純跟隨知名人士，而應追隨具有殊勝功德的人士，並與之建立眞誠的關係。事實上，許多知名靈性導師所過的生活並不足以堪爲典範，因此我們必須仔細檢驗那些被視爲靈性導師的人物，觀察此人是否的確具備殊勝功德。若和一位導師建立了眞誠的關係，則應該尋求指示，並遵循所獲得的任何修持指引。若師生關係建立得當，則將能從這位導師獲得殊勝加持。不過，一位導師不可能將其證量直接傳遞給學生。佛陀說過，即使佛也無法直接移除他人的痛苦，或將自己的證量直接傳授給他人。一位靈性導師的主要利眾方式是給予修持指引，若學生付諸實修，將能逐漸蒙受其利。我曾聽西方人宣稱他們確實能將其證悟傳遞給他人，但我對這種宣稱深感懷疑。

培養慈、悲、喜、捨四無量心，是非常有用的靈修法。當我們目睹他人由於疾病、貧困或任何逆境而深陷身心痛苦，應盡任何方式幫助他們。我發現此種利他行爲在現代西方十分普遍，也値得讚賞——甚至可能比某些佛教社會更普遍。我們應當珍惜一切眾生的性命，如同珍惜自己的性命般，一切有情眾生，包括昆蟲，都和我們一樣期盼離苦得樂。因此，應當避免傷害它們，包括那些被視為食物的動物，並且幫助其尋求幸福。

除此之外，還應培養六波羅密多（six perfections，六度），六度提供了菩薩行的架構，也就是布施、持戒、安忍、精進、禪定、般若。在各種布施中，最重要的是給予保護。若能保護另一個生命或福祉瀕危的眾生，就是最好的禮物。在這種情況下，即使為了保護他人而打妄語，也是可以接受的。例如，想像有個獵人正在追蹤一隻鹿。如果那隻鹿從你身邊奔過，而獵人問你鹿朝哪個方向奔去，即使你清楚看到，若你回答自己沒有看到，這樣做就很適當。或者，若你目睹那隻鹿奔往山上，你也可以說是往山下去了。

第二是持戒波羅密，特別指避免十種關於身、語、意的不善行。安忍波羅密非常重要，若缺乏安忍，瞋恨、嫉妒、驕傲就會在人的心相續中生起而主導人的行為。即使我們遭到毆打，藉由培養安忍，便不會付諸報復。如同八世紀印度的寂天尊者（Śāntideva）在其經典著作《入菩薩行論》中所言：「罪惡莫過瞋，難行莫勝忍」④。在另一則偈頌中，他說：「何需足量革，盡覆此大地？片革墊靴底，即同覆大地。如是吾不克，盡制諸外敵；唯應伏此心，何勞制其餘？」⑤此生之中，由逆境及困難所生起的苦惱是無止盡的，因此想嘗試改變整個環境與其中的所有人，使一切均平靜無波，形同徒勞無功。反之，如同要以皮革包覆雙足，而非試圖以皮革覆蓋整片大地，我們應單純地培養耐心與安忍。當憤怒或瞋恨生起時，通常我們會專注於引起擾亂情緒的對境。但若能注意到憤怒本身，在憤怒生起時辨認其性質，而非與之起舞而採取行動，這樣做就很好。在任何煩惱生起時認出它們，煩惱就可逐漸減弱。其餘波羅密包含安忍、精進、禪定、般若，在諸多佛教著作中都有提及，我就不再贅述。

季節性的行爲

季節性的行爲是以一年的六個季節來解釋：初冬、冬末、春季、夏季、雨季、秋季，

④出自《入菩薩行論》（英譯本：*A Guide to the Bodhisattva Way of Life*, trans by Vesna A. Wallace & B. Alan Wallace, Ithaca: Snow Lion, 一九九七, VI:一二）第六品第一二頌。中譯註：兩則偈頌的翻譯皆出自如石法師。

⑤出自《入菩薩行論》第五品第十三、十四頌。

每個時段都持續兩個月。我們所能體驗到的時間最小單位，是一念的一刹那。一百二十個刹那是一怛刹那（tatksana，一瞬，one instant）；六十怛刹那是一臘縛（lava，一息，one moment）；三十臘縛是一牟呼栗多（murhutar，一須臾，one period）；三十牟呼栗多是一晝夜[2]。一個月有三十天，一個季節有兩個月，一年有六季。

夏至與冬至落於夏季與冬季正中，時值藏曆五月與十一月。因此，太陽有三個季節南移，三個季節北移。春分與秋分則在每三個季節循環週期的一半之時，時值藏曆二月與八月。藏曆十二月起，太陽開始往北移，太陽的力量與風元素逐漸增強，伴隨著其烈、熱及粗的性質，同時月亮與地元素的性質消退。在這個時候，強烈的辣、澀與苦味，減弱人的力量與精力。當月亮力量增強，太陽力量消退時，人的力量會逐漸增強。那時，環境會充盈酸、鹹及甜味。人的力量在冬季達到頂峰，在夏季與雨季時最低，春秋之時則居中。

與六個季節有關的健康行爲分述如下：由於初冬寒冷，毛孔緊縮，消化暖力量增強，有如火被風激起。如果進食太少，會減少人體物質基礎，因此應攝取足夠的食物，特別是甜、酸與鹹的食物。由於這個季節的夜晚很長，人容易飢餓，人體物質基礎可能會退化。

對治之方，是在身上塗抹芝麻油，攝取肉湯與富含油脂的食物，穿著溫暖的衣服，居住於溫暖、絕緣良好的住所中。冬末非常寒冷，因此同樣的行爲建議也適用於冬末。

冬季期間累積的涎失調，會因春季時太陽的暖增強及消化暖減少而被引發。爲了對治此種發作於春季的失調，應吃具苦、辣及澀味的食物，也當食用陳年穀物、生長在乾燥地區的動物肉類、蜂蜜、煮過的熱水、薑湯，以及粗糙的食物與飲料。涎失衡可藉健走與在身上摩擦豌豆粉治癒，坐在芳香及陰涼的樹林中也有幫助。

在夏季，豔陽高熱會消耗人的力量，因此應避免攝取鹹、辣及酸味的食物，避免費力的活動及坐於陽光下。應攝取甜、輕、油、涼的食物和飲料，進行冷水浴，喝以水稀釋的酒精飲料，穿著輕便的衣服並坐在涼爽及芳香的居所中。身處潮濕的風及涼爽的微風中，以及坐於樹蔭下，也會有幫助。

②此種時間區分，意味著一念的時刻大約是〇．〇一秒，一怛剎那是一．六秒，一臘縛是九十六秒，一個牟呼栗多是四十八分鐘。中譯註：上述譯詞根據唐玄奘所著《大唐西域記》卷二。

雨季期間，雲聚於空中，雨水濕潤大地。於是，風、寒涼、從土地冒出的蒸氣，混濁與被污染的水，都會削弱消化暖。爲了增加消化暖，應吃甜、酸、鹹、輕、暖的食物，以及油性食物與飲料。也應喝穀類製成的酒精飲料，坐於高處，避免地面的寒氣。

在秋季，陽光照射人體，引發在雨季期間累積的膽失調。爲了平息失調，應吃甜、苦與澀的食物，穿著以樟木與檀香木薰香的衣服，坐在灑水的室內地板上。

總之，在雨季與冬季，應攝取溫暖的食物與飲料；在春季攝取粗糙的食物與飲料；在夏季與秋季攝取涼爽的食物和飲料。在雨季與冬季應著重甜、酸、鹹的食物；在春季注重苦、辣、澀的食物；在夏季注重甜的食物；秋季著重甜、苦、澀的食物。建議在秋季、春季與雨季分別使用瀉劑、催吐劑、栓劑。我們應仔細分析所給予的治療是否不足、過量或錯誤③。

偶爾性的行爲

藏醫學將偶爾性的行爲分爲十三個項目：㈠飢餓、㈡口渴、㈢嘔吐、㈣打噴嚏、

(五)呵欠、(六)呼吸、(七)睡眠、(八)痰、(九)唾液、(十)放屁、(十一)排便、(十二)排尿、(十三)射精。

(一)關於飢餓的簡單建議是：當感到飢餓時，就該進食。若形成餓了也不吃的習慣，將造成身體衰弱、暈眩、吞嚥困難（及厭食症）。若被迫禁食一段時間，開始恢復飲食時，重要的是忌吃極富營養或不易消化的食物，如肉類。反之，應該吃些容易消化的食物，如米粥或煮過的青稞粉（西藏的主食）、肉湯及奶油。這是恢復健康與胃口的方式。

(二)同樣的，口渴時喝水很重要。當身體缺乏液體，會導致眩暈、胃病，以及「心風」失調、注意力不穩定及喪失記憶力。若非自願性地脫水，應先潑水於面部，然後開始小口飲水。同時，應待在涼爽的地方，避免從事費力的活動。由於脫水會造成風失調，若喝含低酒精成分的飲料，如稀釋的啤酒，會有所幫助。

③關於季節性行為的進一步描述，可參考東登醫師《身心平衡．健康之道》（Dr. Yeshi Donden, *Health Through Balance*, ed. & trans. by Jeffrey Hopkins, Ithaca: Snow Lion, 一九八六）第一四四至一四八頁，以及《藏醫百科全書》第三冊第十四章。

在傳統西藏的所有城鎮，如果有人受邀至家中作客，我們總是會以食物招待——不管來客是藏人、西方人或中國人。當乞丐上門乞討，若不想給他們最上等的啤酒，則會給他們稀釋的啤酒及少許炒過的青稞粉。但對於親近的朋友或貴客，則會給予純啤酒。有時，乞丐來到家中，期望討得上等佳釀，卻得到稀釋的啤酒，乞丐會說：「我們滿懷希望前來，卻只得到稀釋的東西。」雖然這麼說，但若有脫水的人來前來求助，你能給他摻了水的啤酒，就不需感到內疚。

(三) 如果想嘔吐，一定要允許自己吐出來。若習慣性忍吐，會造成呼吸道問題、胸部與臉部腫脹、丹毒、慢性皮膚潰瘍、眼睛不適，痰液過多、咳痰，以及罹患傳染病的風險大增（如感冒與流感）。若容易嘔吐但已習慣性地制止自己，爲了恢復健康，則應齋戒少食，並飲用由這些材料磨成粉末所泡製的茶：紅檀香木、沉香（eaglewood 或 aloewood）、木香的根（costus root），以及藏語稱爲「布咖花」（pukar，藏文 spu dkar）的根部。茶湯應以湯匙服用，在呑嚥前，先含在口中。

(四) 想打噴嚏時，不要忍住。忍住噴嚏會造成視覺與聽力不清、頭疼、後頸僵硬、口部附近的肌肉緊繃，以及風失調。要對治這種因忍住噴嚏而產生的問題，應吸入由檀香和沉香製成的香。在西藏，這種香會被倒在大香爐裡餘焰未盡的香灰上方，人們再藉由管子吸入薰煙。

㈤同樣的，不應忍住打呵欠。忍住呵欠所引起的失衡，可藉由吸入上述的香及服用治療風失調的藥物來對治。

㈥由於思慮過多，或經歷強烈的恐懼或痛苦，可能會阻滯呼吸，因此感到深呼吸或嘆氣的需要。即使是處於強烈的悲傷、焦慮或恐懼中，重要的是不要讓這些情緒干擾呼吸。如果呼吸被這些強烈的情緒所阻滯，會導致心臟失調及風失衡所導致的腫瘤。不適當的呼吸也會導致心智不平衡，包括神智喪失及緊張症。當這類失調生起時，應服用治療風失衡的藥物，避免壓力，讓心念遠離恐懼或悲傷的來源，比如和友善、開朗的人進行溫馨的對話。

在西藏傳統中，對待與治療這些心理煩惱的方式和西方的心理學及精神病學不同。例如在某些案例中，心智失衡是由於鬼靈而造成，治療方式是結合風失衡的藥物及對患者飲食與身、語、意行為的建議。心理煩惱會與風、膽或涎有關。針對由風、膽與涎失調所引起的心理煩惱，則有不同種類的環境、飲食和行為之處方。因此，心理失衡和此人本身的體液構成有著密切關係，必須由合格的藏醫來辨認，以便每個案例都能個別處理。這是藏醫療標準訓練的一部分，而非分離的單一專科。

(七) 別剝奪睡眠，這一點十分重要。若形成睡眠過少的習慣，將造成各種擁有下列症狀的疾病：呵欠、毫無生氣、頭部沉重、心智不清楚，以及消化不良。為了治療這類問題，應該先喝羊肉湯及新鮮啤酒。在西藏，人們經常會飲用釀造三天的青稞酒。反之，陳年啤酒非常強烈，喝了會導致喧鬧及攻擊性的行為。此外，應以芝麻油與融化的奶油來按摩身體。

為了對治缺乏睡眠，在夜晚長的冬季，不論白天或晚上，可在任何時間睡眠。在夜晚較短的春季或夏季，如果某夜睡太少，隔日補眠是非常重要的。

(八) 如果有痰，吐出來才健康，不要把痰吞下去。若經常吞痰，會增加或導致呼吸道問題，如哮喘、體重減輕、打嗝、心臟疾病，以及胃口喪失。為了對治這類毛病，應喝薑、胡椒與粗糖的混合飲料。

(九)如果口腔累積過多的唾液，可以吐出來或吞下去，但不該將之留在口中，否則會導致心臟與頭部的失調、流鼻水、暈眩、喪失胃口。對治這類問題，可喝啤酒、睡眠，並且和友善的人進行愉悅的對話。

(十)腸道的氣體應該在適當場所排放，忍住排氣會導致糞便乾燥與便祕、腹部腫脹、腫瘤、視力不清、消化暖減退，以及心臟疾病。治療這類毛病的處方和治療忍便的問題相同，也就是下一個主題。

(土)如果忍便，會導致消化過程逆轉，造成口臭及嘔吐、腦部疾病、小腿抽筋，以及容易感冒。關於忍屁與忍便導致的問題，有兩種對治方式。首先是在病患仰躺、雙腳抬高時，將緩導劑（溫和的通便劑）塞入肛門括約肌並留在體內一或兩小時之久。在其間，病患仰躺，雙腳併攏，至少達半小時。這對風失調很有幫助。應用此方一兩個小時之後，排便就會容易許多。

第二個治療方式是猛瀉劑，幾分鐘內即可導致腸道運動。此處方的適當份量取決於病患的健康狀況，在一到三杯之間。一般而言，緩導劑有助於治療風失調；猛瀉劑有助於治療膽失調；催吐劑有助於治療涎失調。

㈢忍尿會導致膀胱結石、尿道與大腿內部不適，以及下行風失調。緩瀉劑是治療這類問題的最佳處方。泡溫泉或礦物浴、以芝麻油按摩身體，以及用狼皮或山貓（猞猁）皮圍住腰部，或坐在上述獸皮上，也有幫助。

最後這個療法上溯至西藏的古老民俗醫藥傳統。在西藏，一向有許多討論：《四部醫典》是否是眞實的佛陀教法？是否原本爲伏藏？或來自西藏本地的苯教傳統？我相信這些醫藥論典之精要本質是佛陀的教言。這些論典可上溯至西元八世紀蓮花生大士與毗盧遮那大譯師的時期⑥。超過五千年以來，《四部醫典》在西藏只以口授傳承保留（可上溯至大醫王）。但在赤松．德眞王在位期間，一位空行母④顯現於玉妥．雲登．貢布的夢境之中，要他前往印度，接受著名的醫師畢吉．噶傑及碧拉．噶澤的教法，這兩位都已證得無死成就（siddhi⑤ of immortality）。在玉妥．雲登．貢布前往印度的途中，遇見了毗盧遮那譯師，譯師在印度受教於班智達月天，彼時正從印度返藏。毗盧遮那譯師告訴玉妥．雲登・貢布：他不需前往印度，因爲班智達月天已將《四部醫典》給予毗盧遮那譯師，並指示譯師將《四部醫典》交給玉妥・雲登・貢布。但玉妥・雲登・貢布依然前往印度，師從畢吉・噶傑與碧拉・噶澤，得到了醫學教授。此外，他更在淨觀中見到了數年前圓寂的龍樹。

之後玉妥・雲登・貢布動身返回西藏，在返程中遇見兩位來自桑耶寺的譯師：卡瓦・貝則及秋融・祿・嘉稱。彼時，兩位譯師正前往印度，迎請佛教大師無垢友尊者（毗瑪拉米扎）前來西藏。玉妥・雲登・貢布詢問他們：毗盧遮那譯師帶回藏地的《四部醫典》下落如何。兩位譯師回答：毗盧遮那譯師已將《四部醫典》獻給赤松・德真王，赤松・德真

---

⑥蓮花生大士是藏傳佛教寧瑪派傳統的創始者，毗盧遮那大譯師是寧瑪派第一位偉大譯師。中譯註：寧瑪派指的是舊譯派的法教，在仁欽・桑波譯經之後新興的教派則稱為新譯派，包括噶舉、薩迦、格魯等；整體來說，蓮花生大士為所有藏傳佛法教派的創始者，因此西藏人稱之為「第二佛」。

④藏文 mkha' 'gro ma，「康卓瑪」。高度證悟的女性菩薩，出現於世以饒益眾生。字面意義是「行走於天空的女性」，意指這類人實際上是在實相之究竟本性中行進自如。

⑤藏文 dngos sgrub，「哦竹」，異於常人的力量（paranormal ability）。中譯按：siddhi 通常翻譯為「成就」。

王將之作爲伏藏，封存在桑耶寺的一支中空的柱子裡。既然這些文本暫時不可得，玉妥．雲登．貢布再度返回印度，從班智達月天處得到了《四部醫典》的完整竅訣指引及教本。當他將這些珍貴的教法帶回西藏時，相關密續的口傳與文獻傳承終於得以會合。多年之後，禪修者札巴．翁謝（Drapa Ngönshey）取出了封印於桑耶寺空柱之中的《四部醫典》伏藏。被封印在桑耶寺的《四部醫典》，以及玉妥．雲登．貢布從印度帶回來的《四部醫典》，版本不同，但含義基本上是一樣的。

除了從印度帶回西藏的醫學教法之外，藏人也獲得豐富的本土醫療知識，並和從印度領受到的醫療教法整合。今日的藏醫學是由這些醫藥知識的不同支流匯聚而成。

㈢在這些授課中所提到的藏文名詞「生殖物質」（藏文 khu ba，「庫瓦」），有時兼指卵子與精子，但在此處只限於精子。如果持續阻斷精子流動，會造成不由自主的精液漏失、洩精、陰莖尖端阻塞、排尿阻塞、腎臟與膀胱結石，或變成性無能。

在佛教傳統中，男孩必須至少年滿八歲才可接受沙彌戒，必須至少二十歲才可受具足比丘戒。特別是一旦受了具足戒，必須嚴守禁慾戒，絕不主動射精。如果男子在二十歲之前持不淫戒，青春期的男性可能會經歷性徵轉變。在這個情況下，男性的生殖器會乾燥、縮小，直到呈現女性生殖器的特性，乳房也會增長，精囊內縮到腹部而非位於睪丸之內。上述性徵轉變會在青春期發生，或甚至最晚至十八歲，這是爲何男性在那個年紀之前不被允許受具足戒。在西方社會這似乎不成問題，因爲許多人在十五歲或更年輕之前就有了性經驗。一旦有了性經驗，就不會產生上述這種非自主的性徵轉變。在西藏，有許多從男性變成女性的性徵轉變案例，但要從女性變成男性極爲困難（若非不可能的話）。要對治前述阻斷精液導致的問題，其療方是飲用牛奶與品質良好的啤酒。

重要的是不要阻斷上述的身體功能，特別是不要強力阻斷。也不要用力排便或排尿，否則將造成風失調而導致許多疾病。

問答

問：在您說過的小故事之中，提到曾建議一位女性病患尋求喇嘛占卜，以決定該去哪家醫院。您是用什麼準則來判斷要不要讓病患請求喇嘛占卜，而非單靠您來決定如何治療？

答：在西方有人會提出這類問題，是很自然的，因爲西方醫師並無這種建議病患去找神職人員占卜的傳統。但在傳統西藏這是十分普遍的習俗。如果村中有人生病，親友通常會先諮詢一位信任的喇嘛，以協助決定應向哪一位醫師求助。藏醫有各自不同的診斷與開藥方式。當一位喇嘛進行占卜，通常他是向世俗（未證悟）的天人或神祇詢問。現今在印度達蘭薩拉仍有這種作法，該地有不同種類的醫師可供選擇——病患可求助於藏醫、受西方訓練的印度醫師，或阿育吠陀的醫師。當喇嘛進行占卜時，也會占卜該名病患應服用哪種藥，應前往哪家醫院。若疾病主要源自魔擾，喇嘛可能完全不會建議病患就醫，而是讓病患求助於咒師，咒師會使用超自然的方式緩解症狀。有許多不可見的致病因素可藉由不可見的方法治療。當藏醫需要診斷病患但卻缺乏足夠的醫療訊息時，醫師會鼓勵病患請求喇嘛進行占卜。

先前提過，優秀醫師的條件之一是具備預知的洞察力，能辨認疾病的精確性質，不需要病患告知病情或進行實際診斷。這類預知的洞察力可藉由某些佛教禪修法來達到，也是傳統藏醫學訓練的一部分。無上的醫師是佛，擁有毫無阻礙的洞察力。在藏醫學史上，許多醫師都被認為是諸佛的化身。他們是最好的醫師。其他許多醫師與喇嘛即使尚未完全證悟，也成就了各種神通（超感官的覺知能力）。當要求這類喇嘛進行占卜時，他或許還是會進行儀式，但實際上他可藉由其神通來決定需要採取何種步驟。《論述續》中提到，一位訓練良好的醫師，應該像是攀上頂峰的人，可以無礙地看到四面八方。這類知識來自詳盡的訓練。若有醫師完全嫻熟於主要的診斷形式——尿診與脈診——其直覺和感官會變得非常細緻精微，如同具有神通一般。此外，在藏醫學的完整傳統訓練中，也會著重這三個面向：首先，研修與藥師佛有關的各種儀式，包括念誦咒語。其次，學習如何開立醫藥處方。第三，訓練禪定。醫師如果在這三方面均取得成就，便可使用神通來協助診斷。

雖然簡短提及尿診，但關於脈診，我談得非常少，而這個主題在藏醫藥中有非常詳盡的探討。於此背景下，則有關於「七種奇脈」⑥的專門診斷。例如一位已學習如何判斷這些脈象的醫師，可藉由診斷妻子的脈，精確地診斷臥病在床故無法就診的丈夫，反之亦然。他也能透過檢查母親的脈博來診斷孩子。此種交互診斷也可應用於兄弟姊妹之間。對於這類診療背後的理論，在此我不作解釋，因為對現代西方人而言，要進行這種診斷是幾乎不可能的。如同過世的著名西藏禪修者〔第一世〕卡盧仁波切所說：「在今日，談論愈來愈多，而修持愈來愈少。」我當然可以大大談論這些神奇的脈診，但這只會導致空談，而遠離實際情況。

問：在某些密續修法中，必須持守精液而不射出。這類修持會使人容易罹患您先前談到的疾病嗎？

答：的確有不射精的密續修持。但在此種高階修持中，行者學習射出並收回精液。這只有能夠高度掌控脈、氣、明點的人才做得到。此修持不會使人罹患我先前提過的疾病。在此密續修持中，女性並不持守生殖物質。反之，如果她們是生起時輪金剛的男性本尊，其女性的身分就消融，並觀想自己是男性本尊的身相。此觀想應生動清晰，乃至猶如注視鏡子般，而能在意識裡鮮活生動地看到。還有其他的密續修持，如金剛瑜伽母，主尊是女性，修持者不論男女，都將自己觀爲女性本尊的身相。這些是非常困難的技巧，若無準備就不可修持。至少，必須透徹了解業、行爲及其長期後果的本質，並了解密續修持的基、道與果。

---

⑥在《藏漢大辭典》（成都：民族出版社，一九八四，第六六六頁）中列有七種奇脈：㈠家宅占（藏文 khyim phywa，「欽恰」）；㈡行人占（藏文 mgron phywa，「種恰」）；㈢怨敵占（藏文 dgra phywa，「扎恰」）；㈣親友占（藏文 grogs phywa，「妥恰」）；㈤邪魔占（藏文 gdon phywa，「懂恰」）；㈥水火顛倒占（藏文 me chu go ldog，「美出果剁」），以及㈦子嗣占（藏文 bu rtsa，「普咋」）。

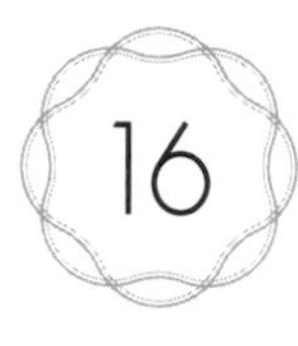

16 味道的力量

若想了解藏醫學對健全飲食的觀點之基本原理，就應學習味道的特定力量。藏醫學對味道的解釋牽涉五個主題：㈠六味的基礎、㈡味道的分類、㈢味道的基本性質、㈣味道的治療效力、㈤味道的功能。

㈠六味的基礎是五大元素。在各大元素中，地大是根基；水提供流動性與濕潤；火提供暖，並允許萬物成熟；風創造成長；空提供空間向度，使成長得以發生。

㈡味的分類包括苦、澀、甜、酸、鹹、辣六種。雖然任何物質都具備五大，若地大與水大佔優勢，會造成甜味；若地大與火大佔優勢，會造成酸味；若水大與火大佔優勢，會造成鹹味；若水大與風大佔優勢，會造成苦味；若火大與風大佔優勢，會造成辣味；若地大與風大佔優勢，會造成澀味。

㈢關於六味的基本性質：嘗到甜味時，會生起欲望想吃更多。嘗到酸味時，會使牙齒疼痛，面部扭曲，分泌唾液。嘗到鹹味時，會使舌頭發熱及分泌唾液。嘗到苦味時，口中的氣味得以清潔，且能對治打嗝。嘗到辣味時，口腔與舌發熱，會冒出眼淚。嘗到澀味時，澀味黏住上顎，性質粗糙，不留下什麼餘味。

㈣論及每一種元素的力量：地大重、穩、緩、滑、油、乾。地大對治風病——風病與風大緊密相關，兩者都是輕、能動、冷、細。風大及風體液的輕盈性，能由地大的沉重對治；風的能動性，可由地大的穩性對治。水大流動、涼、重、緩、油、柔，其力量可對治膽病。膽體液烈、熱（辣）、輕、油，其烈與熱性能特別以水大的涼與緩的力量對治。火大熱、烈、乾、粗、輕、油①、能動，其力量可對治重、緩、滑、油與黏的涎病。風大輕、能動、冷、粗、乾（與油相反）、細，其力量能對治涎與膽失調。空大遍布所有四大。藏醫在準備處方時，所有元素的力量及其療效都必須考量。

①火大的油性力量源自於：燃燒後的物質傾向具備油性的特質。事實上，一切元素的力量都彼此相關，並非原本就存在於元素本身。這是因為，依據被視為佛教思想頂嚴的中觀哲學，一切事物均無自性；萬事萬物都由相互依存的事件和合而成，而非各自獨立的物質。

㈤地大的功能是賦予各種人體物質基礎實質或堅性，可對治風病。水大的功能是濕潤不同的人體物質基礎，使其柔和。水大也和地大共同支撐人體。水大對治膽病——膽病大致等同於熱病。火大爲身體帶來暖，協助消化飲食，賦予身體顏色，使人氣色清爽，並可對治涎病。風大是觸覺覺受的基礎，主宰一切身體移動，使精華、淋巴液及血液等液體得以循環全身。風大也對治涎病與膽病。空大包含且遍布其他四大，是聽覺感官的基礎。再者，一切體內的孔竅都具有空大的性質。

所有藥物、六味及人體，都來自五大。攝取具有六味中任何一味的飲食，有益於體內相應的元素。再者，當飲食與行爲不健康時，會造成體液過多、過少或擾亂。一切醫療成分均來自地大，也包含地大。如《後續》中論及，一切催吐劑及其他用以治療涎病的藥方，都以火大與風大爲主導，因爲這兩種元素共同具有向上移動的性質。通便劑及利尿的藥方，以地大與水大爲主導。大多數甜味的飲食有沉重的性質，乃源於地大與水大的主導性。從粗糙、甜味成分製成的藥方，具有導瀉的特質，但也可能造成有害的副作用。總之，地球上的萬物，無有不可入藥者。

在六味當中，辣味勝過澀味，苦味勝過辣味，鹹味勝過苦味，酸味勝過鹹味，甜味勝過酸味。這些不同味道之間的細微互動非常複雜，難以理解。舉幾個例子：若以地大（沉重）爲主的藥物成分，和以水大（也沉重）爲主的成分相結合，處方將具有非常沉重的力量。若地大的堅性和水大的柔性互動，地大的堅性會勝過水大的柔性。在地大的油性與水大的流動性之間，流動性勝過油性。當火大的粗與輕盈的力量互動時，兩者將互相抵消。地大的力量之一是滑的特質。火大的特質之一是粗。在地大的滑性與火大的粗性之間，粗性勝過滑性。在不同味道的力量之複雜互動間，有時某種力量會增益另一種，有時則互相抵消。

從藏醫學源流的背景進一步說明：第五世達賴喇嘛的御醫，達莫．洛桑．確札（Darmo Lobzang Chödrak），生於藏南的達莫地區②。這位醫師極受五世達賴喇嘛的器重，結合了珠巴及江巴的醫學傳承，而這兩支傳承各有對《四部醫典》的詮釋。洛桑．確札成立了藥王山藏醫學院。彼時，另一位著名的醫師索南．旺滇是洛桑．確札的好友，駐

②當我年少時，有人相信我是這位醫師的轉世，但我無法憶起如此的前世。（我甚至無法記得昨天的早餐！）

錫於藏南的一座大寺院，教授醫學。有時，索南．旺滇會去印度東部的果哈拉出差——他知曉從藏南前往東印度的途徑。

當時，第五世達賴喇嘛瞞著桑傑．嘉措（桑傑．嘉措在五世達賴喇嘛圓寂之後成為西藏攝政），秘密贈金予洛桑．確札，要他陪同索南．旺滇前往果哈拉，師從那些在穆斯林佔領印度後於其壓迫下逃往該地的印度佛教徒。當兩位醫師抵達果哈拉時，遇到許多博學多聞的醫師。洛桑．確札大量學習到某些口授傳承與實際的醫學教授。他將學習到的紀錄下來，並返回拉薩，打算在拉薩出版這些發現。但在計畫實現之前，第五世達賴喇嘛就圓寂了。

當攝政桑傑．嘉措掌權時，西藏紛擾不安，洛桑．確札被迫流亡。偉大的佛學者蔣揚．夏巴曾受教於中藏的哲蚌寺果芒佛學院。他邀請洛桑．確札前往他的故鄉寺院，即東藏安多地區的札西奇。蔣揚．夏巴及他的下一個轉世吉美．旺波均十分尊敬洛桑．確札。洛桑，確札在札西奇成立了一座醫學院；此外，他還編纂了四卷關於藏醫學的典籍，稱為《達莫百著》（*The Hundred Works of Darmo*），收錄許多新知，並在塔爾寺及德格發行。之後，他在安多地區近蒙古邊境待上一段很長的時間。蒙古人保存了他的許多論典。除非這些文獻的木刻版被毀壞，否則我相信它們仍保存於塔爾寺與德格兩處。

由能化涎、能消膽及伴火風處理過的六味，甜味與鹹味會轉爲甜味，酸味仍然是酸味；苦味、辣味與澀味則轉爲苦味。在體液失調之中，消化後的甜味去除風病與膽病；消化後的酸味去除涎病與風病；消化後的苦味去除涎病與膽病。這就是爲何有單一味道可以去除兩種體液失調的說法。

不管某種藥物的性質爲何，都歸因於其成分的味道。如同先前解釋過的，藥物藉由其成分的元素影響人體，而每種元素都和特別的味道相關聯。不同味道經過消化後的力量會取代其初始力量，但兩種力量都會影響人體。舉一個較爲尋常的例子：甜味經過消化後仍然是甜味。初始和經過消化後的甜味兩者均有沉重的特質，因此兩者都可對治風病（風病的性質是輕）。

依據珠巴傳承，《四部醫典》的四卷釋論《古口傳》（*The Ancestral Oral Tradition*）其中說明：消化後的味道，是被涎、膽、風完全「處理」後的味道之力量。無論如何，這些消化後的味道，來自能化涎與初始味道的互動。在藏醫學文獻中包含許多不同的資訊，遠遠超過

《四部醫典》。即使是在《四部醫典》的版本中，也有伏藏（被封存起來的珍貴教法）、教傳（從梵文譯成藏文的經典版本），以及世世代代師徒相傳的口傳——許多口傳實際上在《四部醫典》的文本初次出現於西藏前就已經存在。

在古代西藏，許多藥物成分已被辨認，且用於製作醫方。要解釋此種醫療傳統的古老性，可舉個例子：有一種草藥配方「秋卡切卓二十五味」（Choka Chejor，二五），含二十五種成分，可上溯到西藏王朝建立之前，距今已超過二千一百二十三年。「秋卡鳥」類似杜鵑。在古代，藏人會尋找秋卡鳥巢，在蛋上塗紅色染料。母鳥返巢時，以爲蛋被打破了，會去尋找各種草藥塗在蛋上作爲修補。藏人觀察母鳥蒐集的草藥，據此辨認出何種草藥有助於治療傷口。

藏人也會觀察另一種被稱爲「嘉阿爾」的鳥，這種鳥很像北美的野火雞。一旦幼鳥孵化且能在地上走動時，藏人就會抓住幼鳥，在其身上塗血。母鳥因以爲幼鳥受傷而四處蒐集草藥敷在幼鳥身上。同樣的，藏人會觀察母鳥帶回來的草藥。類似的方式也應用於猴子——人們以另一種動物的血液塗在猴子身上，觀察猴子的親屬會用哪種植物來粘合及治療皮膚「傷口」。另一種方法歷時已超過兩千年之久：藏人會將煤炭塗在如幼兔之類的動物身上，使其父母誤認幼兔受傷。這些古代藏人會觀察動物以何種草藥治療其貌似受傷的幼獸。藉由上述自然取向的研究，藏人辨認出二十五種植物藥材，可治療各種傷口與其他疾病。

再舉另一個例子：某位藏王目睹妻子殺死了一隻青蛙。依照西藏傳統，青蛙和龍族有關，龍族則與各種皮膚病有關，國王因此十分關切。不久之後，藏王罹患痲瘋，他離開王室，前往屍陀林並獨處其中❶。人們則在指定的地點留食物給他。藏王因了解痲瘋病具傳染性，故以此種方式自我隔離。由此產生了藏人的一個普遍傳統：禁止從流行傳染病的地區前往他處。古代藏人並不愚笨，也非無知，但人們卻逐漸忽視過往的文化遺產；某些古代知識因而佚失。

❶過去的西藏並無現代化的正式墳場，所謂的屍陀林（charnel ground）比較類似亂葬崗，任由各種人獸的屍體自然腐敗。

17 健全的飲食

在《四部醫典》中，有三章特別著重於健全的飲食，但在這裡我只談及其中的第三章——該章解釋最有益於良好健康的食物份量①。每個人應自行判斷適合吃多少份量。就這方面而言，必須考慮食物的重或輕，與個人的消化暖強度之間的關係。我們想吃多少輕盈的食物都可以，但只能吃適量粗重或營養豐富的食物。輕的食物容易消化，而粗重的食物不易消化。再者，若選擇飲用任何酒精飲料，必須節制，而非喝至酩酊大醉。

飲食習慣對個人的長壽有著重要影響。古典文獻以一個譬喻來解釋：進食就如同以穀類播種土地。同樣的，健全的飲食能維持消化暖，導致良好健康的「收成」。反之，不健康的飲食能損害消化暖，進而有損健康。因此，若根據個人的消化能力來攝取適當分量的重與輕食物，便能增進體力，增益氣色，增長壽命。這個關於飲食的建議一年四季均適用。不過，在夏季，當白晝較長，應吃輕的食物；在冬季，則可吃較沉重或較富營養的食物。

就另一方面而言，若進食過少，也有缺點：身體力量會減弱，氣色也將減退，將導致各種風病。再者，若僅僅爲了食物的味道來選擇食物，如吃過多甜食，將減弱消化暖，造成涎病。如果不曉得飲食的適當攝取份量，注定會落入進食太多或太少的兩種極端。一般而言，太少飲食造成風病、悲傷、憂鬱，及其他心理問題；太多飲食則造成涎病——涎病起源於胃部，隨即四處擴散。簡言之，應當慎選食物，不單是以它的味道爲基礎，而是應以個人的消化能力爲基礎。

針對一餐飲食的適當份量，根據古典西藏傳統，胃部容量之四分之一應裝盛固體食物，二分之一應裝盛液體，剩下的四分之一應該是空的。根據較近代的西藏傳統，胃部容量的一半應裝盛固體食物，四分之一是液體，另外四分之一應該是空的。

在藏醫學文獻中，有兩個主流匯合而成的醫療知識。一個可上溯到佛陀親授的《四部

①東登醫師在《身心平衡·健康之道》一書的第十二與十三章之中討論了不同種類飲食之特質。在《藏醫百科全書》第三冊，第十六到十八章，則有更詳盡的討論。關於攝取飲食的份量之主題，可見該書第十八章。

醫典》。這些來自印度的教授，與兩千多年前遠在佛教傳入西藏前就有的本土醫藥知識相融合。關於飲食的份量，第一個傳統上溯至原始印度文獻，也就是《四部醫典》，我個人認爲這個古典傳統較爲優越，因爲與另一個醫學傳統的飲食分量相比，該傳統建議飲用較多的液體，這對血液有益。

胃部的四分之一應該是空的，這有助於風的循環。若消化暖強健，年紀尚輕且從事大量體力勞動，可吃較多量的粗重飲食。此外，進食後可盡情喝水，也就是喝到能解渴的程度。喝大量的液體有助於能化涎參與的第一個消化階段，能增進體力，協助預防多種上胸腔與喉部的疾病，如普通感冒。如果喝太少水，能化涎無法適當運作，會造成痰液過多，導致喉部與呼吸道的疾病。

若消化暖欠佳，吃肉過後，應喝一些啤酒，特別是青稞酒，因啤酒具暖性，有助消化過程。再者，在吃了不易消化的食物後，消化暖欠佳者應喝熱開水，這也有助於消化暖。若人很瘦，想增加體重，應在餐後喝啤酒；若過度肥胖想減重，應在餐後喝熱開水，或摻了蜂蜜（非楓糖漿）的藥草茶。

一般而言，在用餐時，若間歇性地適量吃喝，有助於維持正確的體重；在餐後喝飲料會導致體重增加；若在用餐前完全止渴，餐後至少一個小時不再喝任何飲料，則能減重。以上關於用餐時、餐前與餐後喝飲料的一般建議，來自古典的印度論典，而喝熱蜂蜜水則來自古老的西藏本土傳統。若認眞想減重，應在餐前飲用摻有蜂蜜的熱水（或藥草茶），餐後至少一小時不要喝東西。這個建議結合了印度論典與西藏的兩種傳承，對減重有雙倍效果。

適當地攝取健康食物，有助於預防三種體液失衡，增強消化暖，讓身體覺得輕盈，增強胃口，感官知覺清晰，體力增長，也有助於排便與排尿。這是因爲適量的健康飲食有助於下行風運作正常。由於這些理由，我們應學習攝取適量的飲食，並將所學付諸實踐。

問答

問：您認爲整合現代西方醫學和傳統藏醫學的前景如何？特別是在西方的我們能如何從藏醫學受益，以及藏人如何從現代西方醫學受益？

答（笑容滿面）：我們所居住的地球是由五大元素構成，無論你住在西藏或美國，這五大元素都是相同的。我們基本上是同一類人，膚色的差異無多大影響。我們是同一個星球上的同一人類。在西方，西醫與藏醫兩個系統肯定會整合，在各自系統受到良好訓練的人，一定也能從其他系統受益良多。在亞洲已然如此，這是我於印度親眼目睹的情況。當藏人生病時，他們可能先求助於受西醫訓練的醫師，接受能迅速見效的初期治療；但關於長期治療，他們仍然傾向使用藏醫草藥醫療，其作用是逐漸見效的。當然，有些藏人只固守其中一種體系，但實際上這兩種醫療體系已經開始在整合了。就我看來，無庸置疑，在個別體系受到良好訓練的人，與另一體系會有許多互相學習之處。我們畢竟是在同一個星球上共存的同一種人類。

藏藥對治療各種風病特別有效，包括廣泛的神經系統失常。這些風或生命力的存在，都甚至還未被現代醫學承認，因此現代醫學於此方面較不見長。例如從藏醫的觀點，多發性硬化症及帕金森氏症都屬於風病，西藥並不特別有效，而藏藥可以非常有益。藏藥對許多膽體液失調的診療，已被證明是有效的——包括肝炎，可以完全治癒。從另一方面而言，對嚴重的感染及外傷，如車禍，西醫是地球上的最佳療法。在這類案例中，應先採用西醫治療，若治療後還有些問題，則可採用藏藥。藏藥成效較緩，但可以從根源治癒。

問：美國人嗜冷飲，這是健康的嗎？或者應該喝室溫或更熱的飲料？

答：這取決於你住在哪裡。如果住在氣候寒冷的地方，如洛磯山脈各州或新英格蘭，用餐時搭配冷飲是不健康的。但如果住在氣候溫暖的地方，如加州或佛羅里達，你可在用餐時搭配冷飲，但必須根據你的消化暖的狀況。如果吃固體食物時，緩慢地喝冷飲，不會導致體重增加或減少。

問：藏醫們，包括您，是否意識到由各種殺蟲劑、除草劑，以及食物、水、大氣中的汙染物，對內分泌系統等等所造成的嚴重副作用？針對這些有害的影響，您有何對治方法？

答：如我先前所說，現代的情況中存有許多進入環境的汙染物，佛陀在許多世紀以前就在《四部醫典》中預言了。佛預言在某個時代，許多「思想極端主義者」抱持著物質主義等邪見，他們將人造汙染物引入環境中，造成前所未見的疾病。這些疾病在佛陀住世時並不存在。當前，這些人造汙染物並不只使用於西方，而是遍布全球。傳統藏人仍然避免對農作物施用除草劑與殺蟲劑，但若他們必須購買被這些化學藥劑汙染的食物，他們會清洗並試著等待一兩週之後再食用，希望部分汙染物會蒸散。二十世紀被預言爲這些汙染物造成各種微生物與傳染病的時代，古典的印度佛教醫學論典解釋了這些疾病的起源、性質及治療方式。這些疾病初步分類爲十八種，再被細分爲超過四十種。

我在西藏尚年幼時，有時某些西方食物，如糖果，會被帶到村子裡來。但藏人長者會建議我們小孩不要吃這些經過加工的包裝食品，警告我們這可能被汙染了。博學的藏人數世紀以來就已經知道汙染物進入食物的時代終將來臨，因此他們相當謹慎。但如今過了數十年，許多藏人已經習慣了西方加工食品，並且還滿喜歡的。

十九歲時，我在拉薩的藏醫曆算學院完成了正式的醫學訓練，每天早上約九點到十點，我會前往英國人所開設的診所——德其林（Dekyi Ling）❶。該診所和英國貿易站比鄰，由修．理查森所率領，也有其他英國人居住。我會到他們的診所，學習一些西醫診療過程，包括急救、注射及使用抗生素。我在那裡時，他們會給訪客糖果。我會收下糖果，帶給年長的藏人，告訴他們：「這是英國的食物，如果你吃下去的話，就會得到英國疾病。」其他藏人並不喜歡，也不會碰這些糖果。一九四七年，印度從英國獨立，這個貿易站被移交給印度政府。當時，部分來自錫金的不少印度人，搬入貿易站，他們會說西藏方言，因此我們能相當容易地交談。他們也帶來了加工食品，如糖果與罐頭肉類。我與他們相處之後，開始習慣吃他們的食物，也開始滿喜歡的，但當我把這些食物給年長的藏人看時，他們十分懷疑且一點都不想碰這些東西。他們認爲罐頭內可能是狗肉或甚至人肉——因爲他們認爲西方人可能是食人族。年長藏人

❶藏文 dekyi，意為身心健康安好；ling 是「洲」之意，引申為地點。

通常對西方食物非常保守，不會食用或甚至不把牛肉、家禽肉或豬肉置於家中。他們只吃羊肉與犛牛肉。從中國共產黨入侵西藏以來，中國人引入了他們的飲食習慣。在中國統治下的藏人也逐漸習慣，許多藏人現在會吃家禽肉、豬肉、牛肉，及任何中國人會吃的其他東西。

問：您提到兩種灌腸劑，一種是緩導劑，一種是猛瀉劑。您知道目前的西方灌腸劑中，哪一種有助於醫治風病？或者我們在西方可以用哪些藥草，立即幫助風病患者？

答：是的。例如種植的薑與野薑對這方面非常有用。藏藥的三種緩導劑含有許多成分，但我認爲，如果人們在不諳適當份量及調配方法的情況下攝取這些藥方，絕非明智之舉。藏藥的猛瀉劑很容易調製，但緩導劑含有更多成分，調製起來更加不易。

問：治療風病的藥物，一般上似乎與神經系統有關。與治療涎病與膽病的藥物相比，治療風病的藥物是否對腦部有更爲直接的影響？

答：是的，大體而言是對的。原因是遍行風位於頭部，有助於肢體的各種自主動作等。任何遍行風的失調都會影響全身——即使遍行風位於頭部。因此減輕遍行風失調的藥物也會影響到腦部。一般而言，整體的人體健康與運作特別與風及其循環相關。血液因風體液在體內循環。猶如水泵需要引擎來發動，風體液能發動心臟使血液流動。心臟本身只是一塊肌肉，但風體液使心臟能循環血液，風也使其他液體運行於全身。在五種風之中，持命風位於心；但治療此種風病的藥物不只影響到心，也會影響腦。一般而言，若風體液適當運行，身體整體將健康良好；若風體液失衡，便會損壞整體健康狀態。風也和感官的運作有密切關係，因此也與腦部有關。古典藏醫學典籍表示，五百種脈（包括靜脈、動脈、神經）和五種感官知覺有密切關係，也和警覺、回憶等心理運作有密切關係；所有這些脈都與腦直接相關。

問：藏醫療傳統也會施行穴道指壓、針灸、日式指壓，或艾灸嗎？

答（大笑）：在藏醫學中，有五個類別和這些治療方式有關。首先，三種艾灸在藏醫傳統中普遍施行。許久以前，針灸體系起源於西藏，隨後被引進蒙古與中國。中國人擴大發揚此種療法，但它其實源自西藏。藏醫療也包括放血，並使用各種油膏的按摩以治療特殊疾病。熱敷藥、冷敷藥、熱礦石浴，以及泡溫泉也是藏醫會採用的療方。若患有風失調，以醫用油膏按摩會特別有益。若患有膽病，應放鬆且避免粗重勞動。若患有涎病，各種瑜伽運動將會有益。

問：首先，您對放射線治療的意見爲何？其次，您認爲若輻射進入環境，將帶來什麼樣的影響？許多美國印第安人相信鈾應該留在地裡，鈾所在之處被認爲帶來降雨。您的立場爲何？

答：放射線治療是西醫傳統的一部分，不管我怎麼想，當腫瘤科醫師認爲有必要使用放射線來治療癌症，他們就會使用。然而從我自身經驗來說，我認爲放射線不宜用於初期治療，如乳癌，而只適用於治療的最終階段。幾年前，我知道有一位罹患左乳癌的女性，接受了乳房腫瘤切除手術。之後，在她的右乳出現了大片潰瘍及腫脹。醫師說她已無藥可醫，而且只剩下五個月的壽命。她前來求診，我先給了她一個月的藥物，在那段期間，腫脹大幅度減小，潰瘍也在好轉中。之後，我建議她回到她居住的法國，請她的醫師給予放射線治療。她照辦了。在放射線治療之後，潰瘍康復了。一年之後，她仍然活著。我想這是一個放射線治療奏效的例子。

放射線治療會損壞身體組織，同樣的，進入環境的輻射也有致命的潛能。但放射線的性質就像任何其他東西，可以有益，也可以有害——端賴我們如何使用。關於土地中的鈾以及降雨之關聯，傳統藏人的觀點和印地安人相符合——印地安人原本與藏人祖出同源。根據苯教傳統，也就是在佛教傳入西藏之前的本土宗教，認爲會發光或具放射性的礦物有助於降雨，因此這些礦物應該留在土地裡。若被挖掘出來，應以土壤再度覆蓋。據信，若使用這些礦物，會造成有害的結果。這看起來與印第安人的信仰吻合。然而，中國佔領西藏後，中國人盡其所能地盡速採掘鈾礦，將之用於能源與武器。

在中國入侵之前，當西藏還有英國使者時，他們在西藏進行探勘，發現鈾礦礦藏。他們也在我的故鄉藏南一帶發現金礦，並加以標記。隨後，英國人請求西藏政府採掘這些礦藏，並以在雅魯藏布江建橋作爲回報——藏人是以小圓舟來橫渡這條河流的。英國人向藏人保證該座橋樑將可以利益每個人。但藏人否決了這項提案，表明他們並不想開採礦藏，也不需要橋樑。當中國人到來後，他們延續英國人開啓的探勘，現在正挖掘這些鈾礦及金礦。

結論：我深深感謝許多西方人對藏醫學表示興趣。我會特別鼓勵對這個醫療體系有興趣的年輕西方人學習藏文。如果你能夠說、讀藏文，就可以向藏醫及藏醫學傳統的其他學者學習，也可以大量閱讀醫學及其他主題的藏文典籍。這些文獻不只在亞洲可以取得，在美國的許多大學圖書館中也有。取得文獻不是問題，唯一缺乏的是可以閱讀它們的西方人！因此我鼓勵所有對這個醫療傳統有眞摯興趣的人好好學習藏文，藉此你們將得以深入閱讀這些經典。我由衷感謝諸位對我們醫療遺產的興趣！

【附錄一】

醫學名稱——英、藏、梵、漢對照表

英文	藏文	梵文	漢文
Accomplishing bile	mkhris pa sgrub byed	sādhaka-pitta	能作膽
Acne	khye ma		粉刺
Aconite poisoning	btsan dug	vatsanābha-viṣa	烏頭毒、黑附子毒（《藏漢大辭典》第二一九八頁）
Afflicted elements	gnod bya'i khams	dūṣya-dhātu	被致病的元素
Afflictions	nyes pa	doṣa	過失、缺點（《藏漢大辭典》第九六七頁）
Afflictive elements	gnod byed kyi khams	duṣṭikāra-dhātu	致病元素
Agitated heat disorder	'khrugs tshad	śrana-jvara	胸腔發炎症（《藏漢大辭典》第三三〇頁）
Air poisoning	rdzi dug	vāyu-duṣṭi	風毒（《藏漢大辭典》第二三三五五頁）

英文	藏文	梵文	漢文
Ambrosial pill	bdud rtsi ril bu		甘露丸
Amnesia	brjed byed	apasmāra	健忘症
Anemia	skya rbab	pāṇḍu-roga	貧血
Anuria	gcin 'gags	mūtrāghāta	尿閉症
Aphrodisiac	ro tsa		春藥
Ascending wind	rlung gyen rgyu	udāna-vāyu	上行風
Ascites	dmu chu	jalodara	腹水
Asthma	dbugs mi bde	śvāsa-roga	哮喘
Bile	mkhris pa	pitta	膽
Blister	shu ba	visphoṭaka	水泡
Blood and ovum	khrag	rakta	血液及卵子
Bodily constituent	lus zungs	dhātu	人體物質基礎
Bone-spur	rus lhag		骨刺

Brain	klad pa	mastuluṅga	腦
Brown phlegm	bad kan smug po		涎液淤紫（《藏漢大辭典》第一八一一頁）
Bubbly tumor of the uterus	mngal skran chu bur can		子宮多泡腫瘤
Cartilage	khrum rus		軟骨
Cerumen	rna sbabs		耳垢
Cervical lymphadenitis (?)	’bras	apacī	子宮頸淋巴腺炎
Chebulic myrobalan (*Terminalia chebula*)	a ru ra rnam rgyal	haritaki	「尊勝」的訶子
Cholera	tshad ’khru	Jvara-atisāra	霍亂
Colic pain	glan thabs	śūla-roga	絞痛（急腹痛）
Color-transforming bile	mkhris pa mdangs sgyur	rañjaka-pitta	變色膽
Complexion-clearing bile	mkhris pa mdog gsal	bhrājaka-pitta	明色膽
Common cold	cham pa	pratiśyāya	一般感冒
Connective phlegm	bad kan ’byor byed	śleṣaka-kapha	能合涎

英文	藏文	梵文	漢文
Constipation	rtug ’gags	koṣṭhabaddha	便祕
Costus root (*Saussurea lappa: Costus speciosus*)	ru rta		木香、雲木香、廣木香
Cyst; lymph node; lipoma; nodule mass	rmen bu	granthi	囊腫、淋巴結、脂肪瘤、結節腫塊
Cystoid tumor	rmen skran		囊狀腫瘤
Dangling tumor of the channels	rtsa skran ling ba		產後子宮結瘤（《藏漢大辭典》第二二〇四頁）
Dark channel	rtsa nag	śirā śotha	黑脈
Dark residual tumor	skran ro nag po		惡血症瘕（《藏漢大辭典》第一七六頁）
Decomposing phlegm	bad kan myag byed	kledaka-kapha	能化涎
Dependent edema	’or	śotha	體位性水腫／墜積性水腫
Depletion	zad pa		消耗、耗竭
Descending wind	rlung thur sel	apāna-vāyu	下行風

Detrimental side-effect	log pa		有害副作用
Developing heat disorder	rgyas tshad		轉化熱病（《藏漢大辭典》第五六〇頁）
Diarrhea	khru	atisāra	腹瀉、痢疾
Diaphragm	mchin dri		橫膈膜
Digestive bile	mkhris pa 'ju byed	pācaka-pitta	能消膽
Digestive warmth	me drod	agni	消化暖
Disease due to airborn poison	rlung gi rdzi dug		空氣傳染的病毒（《藏漢大辭典》第二七三六頁）
Disease due to the sun's radiation	nyi zer gyi dug		日光毒（《藏漢大辭典》第九五〇頁）
Dysphagia, anorexia	yid ga 'chus pa	arocaka	吞嚥困難、厭食症
Dysuria	gcin snyi	mūtra-kṛcchra	排尿困難
Eaglewood or aloewood (*Aquilaria agallocha*)	a ga ru	agaru	沉香木
Eczema or ichthyosis	glang shu	vicarcikā	濕疹或魚鱗癬

英文	藏文	梵文	漢文
Elephantiasis	rkang ’bam	ślīpada	象皮病
Empty heat disorder	stongs tshad		虛熱（《藏漢大辭典》第一一一三頁）
Erysipelas	me dbal	visarpa	丹毒
Experiencing phlegm	bad kan myong byed	bodhaka-kapha	能味涎
Extrasensory perception	mngon shes	abhijñā	超感官覺知力；神通
Extreme thirst	skom dad	tṛṣṇā-roga	極度口渴
Eye excretion	mig skyag		眼屎
Fast-acting purgative enema	ni ru ha	nirūha	猛瀉劑（《藏漢大辭典》第一五二四頁）
Fire-accompanying wind	rlung me mnyam	samāna-vāyu	伴火風
Firm blood tumor	khrag skran hrem po		硬塊血瘤（《藏漢大辭典》第二七二頁）
Food poisoning	mi ’phrod pa’i dug	asātmya-āhāra-viṣa	食物中毒

Four immeasurables	tshad med bzhi	catvāryapramāṇi	四無量心
Frozen disorder; frozen tumor	hreng po		堅硬腫瘤（《藏漢大辭典》第三〇七八頁）
Goiter	lba ba	gala-gaṇḍa	甲狀腺腫
Gout	dreg nad	vāta-rakta	痛風
Granulated spheres as holy relics	ring bsrel		舍利
Groin	sne khud		腹股溝
Heart wind	snying rlung		心風
Hemorrhoid	gzhang 'brum	arśas	痔瘡
Hepatomegaly	'chin babs		肝腫大
Hiccups	skyigs bu	hikkā-roga	打嗝
Hidden heat disorder	gab tshad		伏熱（《藏漢大辭典》第三四九頁）
Hip joint	dpyi mig		臀部關節
Hollow organs	snod	suṣirāśaya	中空器官

英文	藏文	梵文	漢文
Hot swelling; the microorganism responsible for this disease	lhog pa	visphoṭaka	疔瘡（病症：造成此病症的微生物）
Humor	nad	doṣa	體液
Humors	nyes pa	doṣa	體液／過失、缺點（《藏漢大辭典》第九六七頁）
Indian bedellium tree (*Commiphora mukul*)	gu gul		印度沒藥樹
Indestructible *bindu*	mi shigs pa'i thig le		不壞明點
Indigestion	ma zhu	agnimāndya	消化不良
Infectious disease	rims nad	saṇkrāmaka-jvara	傳染病
Insanity	smyo byed	unmāda	精神錯亂
Insect poisoning	srin bu dug	vṛścika-viṣa	昆蟲毒
Insensitive tumor of the flesh	sha skran bem po		無知覺的肉瘤
Internal lesion	sur ya	āmāśaya-vraṇa	內部穿潰（《藏漢大辭典》第二九三〇頁）

Invasion	zhugs pa		侵入
Kama, canonical teachings of the Buddha	bka’ ma		教傳／佛經（《藏漢大辭典》第七六頁）
Leprosy	mdze	kuṣṭha	痲瘋
Leucoderma	sha bkra		白斑病
Life-force channel	srog rtsa	prāṇa-nāḍi	命脈
Life-force	srog		生命力
Life-sustaining wind	rlung srog ’dzin	prāṇa-vāyu	持命風
Luster	mdangs		光澤
Lymph; serous fluid	chu ser	lasīkā	淋巴液、漿液
Manufactured poison	sbyar dug	kṛtrima-viṣa	人造毒
Meat poisoning	sha dug	māṃsa- viṣa	肉類中毒
Microbial disease	gnyan	kṛcchra	由微生物引起的疾病
Microbial and infectious diseases	gnyan rims		微生物疾病及傳染病

英文	藏文	梵文	漢文
Mild laxative	’jam rtsi	anuvāsana basti	緩導劑（《藏漢大辭典》第八九〇頁）／作用輕微的軟便劑
Mixed heat disorder	rnyogs tshad		鬱熱（《藏漢大辭典》第九九五頁）
Mole	dme ba		痣
Moment	thang	kalā?	片刻
Mustard seed	yungs kar		芥子
Nutriment (plasma & chyle?)	dvangs ma	rasa	精華（《藏漢大辭典》第一三一三頁）（血漿和乳糜？）
Oily film (*on surface of urine*)	spris ma		尿液上的浮膜（《藏漢大辭典》第一六八八頁）
Oral lineage	gang zag snyan rgyud		補特伽羅耳傳（《藏漢大辭典》第三四三頁）
Organism	srin		生物體
Ovum tumor	sa bon skran		卵子腫瘤／精液症（《藏漢大辭典》第二九〇一頁）

Perineal fistula	mtshan bar rdol ba	bhagandara	會陰瘻
Pervading wind	rlung khyab byed	vyāna-vāyu	遍行風
Phase	yud tsam	muhūrtta	須臾
Phlegm	bad kan	kapha	涎
Poisoning from snakebite	sbrul gyi dug	sarpa-viṣa	蛇咬之毒
Potency	nus pa	virya	力量／效力
Precious pill	rin chen ril bu		珍貴丸
Pregnancy mask and other skin disorders	ngo khabs	mukha-dūṣikā	妊娠面斑及其他皮膚病
Protection from infection	rims srung		防護傳染病
Pustule	thor pa		膿疱
Quality	yon tan	guṇa	特質
Rabies	khyi dug	alarka-viṣa	狂犬病
Racing blood	khrag tshabs		惡血症（《藏漢大辭典》第二七三頁）

英文	藏文	梵文	漢文
Rectum	gnye ma		直腸
Red element	khams dmar po		紅元素
Regenerative substance (sperm & uterine blood, or ovum)	khu ba	śukra	生殖物質（精子及經血或卵子）
Residue	snyigs ma		殘餘
Rheumatoid arthritis	grum bu	sandhi-vāta	類風溼關節炎
Ringworm (?)	za kong	dadru	癬菌病／皮癬（《藏漢大辭典》第二四四一頁）
Satisfying phlegm	bad kan tshim byed	tarpaka-kapha	能足涎
Scabies (?)	g.yan pa	kaṇḍū	疥瘡（《藏漢大辭典》第二六一五頁）
Sclera	mig sprin		鞏膜
Sebum	dreg pa		皮脂
Sequentially compounded disorder	bla gnyan		次序性的複合失調

Serious chronic disease	gcong chen	rāja yakṣmā	痼疾（《藏漢大辭典》第七四六頁）
Seven wondrous pulses	ngo mtshar rtsa bdun		七種奇脈
Sexually-transmitted disease	reg pa'i dug	kacchu	性病
Shooting pains in the small intestines	rgyu gzer	āntra- śūla or pravāhikā	小腸劇痛（《藏漢大辭典》第五七〇頁）
Sight-giving bile	mkhris pa mthong byed	ālocaka-pitta	能視膽
Simultaneous, compound disorder	'doms pa		同時性的複合失調
Six perfections	pha rol tu phyin pa drug	saṭ-pāramitā	六波羅密多／六度
Smallpox	'brum bu	masūrikā	天花
Solid organs	don	saṃhatāśaya	實體器官
Spinal cord	rgyungs pa		脊椎
Splendor	gzi brjid		光輝
Spreading heat disorder	'grams tshad	kṣata-kṣaya	發炎（《藏漢大辭典》第五一一頁）

英文	藏文	梵文	漢文
Supportive phlegm	bad kan rten byed	avalambaka-kapha	能依涎
Suspended sediment (in urine)	ku ya		尿膜（《藏漢大辭典》第一三頁）／尿中懸浮的沉積物
Sweet flag (Acorus calamus)	shu dag		菖蒲
Tantric adept	sngas pa	mantrin	咒師
Terma; “treasure teaching”	gter ma		伏藏
Thoraco-lumbar fascia	bshul sha		胸腰筋膜
Tonic (medicinal butter)	sman mar		奶油補品
Tumor	skran	gulma	腫瘤
Upper chest, neck, and head	nam tshong		上胸部、頸項及頭部
Urticaria	bas ldags	kotha	蕁麻疹
Vapor poisoning	rlangs dug	vāṣpa-viṣa	蒸汽毒（《藏漢大辭典》第二七三二頁）
Vesicle of regenerative substances = seminal vesicle & ovaries	bsam bse'u	śukrāśaya ḍimbāśaya	生殖腺，亦即精囊或卵巢（《藏漢大辭典》第三〇四五頁）

Vital essence	bcud	rasa	生命精華（《藏漢大辭典》第七五四頁）
Vital essence medicine	bcud len		攝生術（《藏漢大辭典》第七五五頁）
Vitality	tshe	āyus	活力
Vomiting	skyug	vamana	嘔吐
Warts	mdzer pa		疣
Waste product	dri ma	mala	排泄物
White channel	rtsa dkar	śveta-nāḍi	白脈
White element	khams dkar po		白元素／白菩提
Wild turkey	bya ngar		野火雞
Wind	rlung	vāyu, vāta	風、空氣
Womb; ovaries, uterus, and breasts	mngal		胎；卵巢、子宮、乳房
Xiphoid	lhan		劍狀軟骨
Zaku blood tumor	khrag skran za khu		薩谷血瘤
Zee stone	gzi rdo		天珠

【附錄二】

一般名稱——英、藏、漢對照表

英文	藏文	漢文
Amdo	A mdo	安多
Bihla Gadzey	Bi lha dga’ mdzes	碧拉・噶澤
Biji Gadjé	Bi byi dga’ byed	畢吉・噶傑
Bodhgaya	rDo rje gdan	菩提迦耶
Bön	Bon	苯教
Choka Chejor	Co ka bcad byor	秋卡切卓
Chokrong Lü Gyaltsen	lCog rong klu’i rgyal mtshan	秋融・祿・嘉稱
Darmo Lobzang Chödrak	Dar mo blo bzang chos grags	達莫・洛桑・確札
Degé	bDe dge	德格
Dekyi Ling	bDe skyid gling	德其林

Drapa Ngönshey	Grwa pa mngon shes	札巴·翁喜
Drejey Vajra	’Dre rje vajra	德傑·金剛
Dunggi Thorchok	gDung gi mthor cog	敦吉·托卻
Jamyang Shäpa	’Jam dbyangs bshad pa	蔣揚·夏巴
Jangpa	Byang pa	江巴
Jigmé Wangpo	’Jigs med dbang po	吉美·旺波
Kachupa	bKa’ bcu pa	卡居巴
Khyenrab Norbu	mKhyen rab nor bu	欽繞·諾布
Khyenrab Ösel	mKhyen rab ’od gsal	欽繞·維瑟
Khyungpo	Khyung po	瓊布
Kumbum	sKu ’bum	塔爾寺
Lodrö Shenyen	bLo gros bshes gnyen	洛珠·賢彥
Manasija, “Mind-born”	Yid las skyes	瑪納西嘉，「意生」
Mangsong Mangtsen	Mang srong mang btsan	芒松·芒贊

英文	藏文	漢文
Me Agtsom	Mes ag tshom	梅・阿炯
Ngok Chöku Dorje	rNgog chos sku rdo rje	哦・秋古・多傑
Paṇḍit Candradeva	Mkhas pa Mi dbang	班智達月天
Potramo	Po spra mo	泊扎莫
Regent Sangye Gyatso	sDe srid sangs rgyas rgya mtsho	攝政桑傑・嘉措
Rapjampa	Rab ’byams pa	冉將巴
Rinchen Zangpo	Rin chen bzang po	仁欽・桑波
Sangye Gyatso	Sangs rgyas rgya mtsho	桑傑・嘉措
Satyakathāsiddhi, “The Adept Whose Words of Truth Come True”	Drang srong bden tshig sgrub pa	真實語成就菩薩，「其真理言語會成真的能人」
Sönam Wangden	bSod nams dbang ldan	索南・旺滇
Songtsen Gampo	Srong btsan sgam po	松贊・干布
Sungrab Ling	gSung rab gling	松惹林寺

Sudarśana, “Lovely to Behold”	lTa na sdug	善見天
Tashi Kyil	bKra shis dkyil	札西奇
Thönmi Sambhoṭa	Thon mi Sambhoṭa	吞彌・桑布札
Thothori Nyentsen	Tho tho ri gnyan brtsan	托托日・年贊
Trisong Detsen	Khri srong lde btsan	赤松・德真
Vaidyarāja, “Sovereign Healer”	sMan pa'i rgyal po	醫王佛
Vidyājñāna, “Primordial Wisdom of Awareness”	Rig pa'i ye shes	原始智／本覺智
Yeshi Dhonden	Ye shes don ldan	益西・東登
Yikyi Rölcha	Yid kyi rol cha	益綺・羅查
Yumbu Lagang	Yum bu bla sgang	雍布拉康
Yuthok Yönten Gönpo	gYu thog yon tan mgon po	玉妥・雲登・貢布
Zurpa	Zur pa	珠巴

【附錄三】

典籍名稱——英、藏、梵、漢對照表

英文	藏文	梵文	漢文
The Ancestral Oral Tradition	Mes po'i zhal lung		《古口傳》
Blue Vaiḍūrya	Bai ḍūr ya sngon po		《醫學廣論藥師佛意莊嚴四續光明藍琉璃》
The Explanatory Tantra	bShad rgyud	Ākhyāta-tantra	《論述續》
The Final Tantra	Phyi ma'i rgyud	Uttara-tantra	《後續》
The Four Tantras	rGyud bzhi	Catuḥ-tantra	《四部醫典》
The Hundred Works of Darma	Dar ma bka' rgya ma		《達莫百著》
Kālacakra-tantra	Dus kyi 'khor lo'i rgyud		《時輪金剛續》
The Oral Instruction Tantra	Man ngag rgyud	Upadeśa-tantra	《口訣續》
The Root Tantra	rTsa rgyud	Mūla-tantra	《根本續》
The Stainless Light	Dri med 'od	Vimalaprabhā	《無垢光明論》
Supplement to the Oral Instruction Tantra	Man ngag lhan thabs		《口訣續增補》

橡樹林文化 ❖❖ 衆生系列 ❖❖ 書目

JP0001	大寶法王傳奇	何謹◎著	200 元
JP0002X	當和尚遇到鑽石（增訂版）	麥可・羅區格西◎著	360 元
JP0003X	尋找上師	陳念萱◎著	200 元
JP0004	祈福 DIY	蔡春娉◎著	250 元
JP0006	遇見巴伽活佛	溫普林◎著	280 元
JP0009	當吉他手遇見禪	菲利浦・利夫・須藤◎著	220 元
JP0010	當牛仔褲遇見佛陀	蘇密・隆敦◎著	250 元
JP0011	心念的賽局	約瑟夫・帕蘭特◎著	250 元
JP0012	佛陀的女兒	艾美・史密特◎著	220 元
JP0013	師父笑呵呵	麻生佳花◎著	220 元
JP0014	菜鳥沙彌變高僧	盛宗永興◎著	220 元
JP0015	不要綁架自己	雪倫・薩爾茲堡◎著	240 元
JP0016	佛法帶著走	佛朗茲・梅蓋弗◎著	220 元
JP0018C	西藏心瑜伽	麥可・羅區格西◎著	250 元
JP0019	五智喇嘛彌伴傳奇	亞歷珊卓・大衛－尼爾◎著	280 元
JP0020	禪　兩刃相交	林谷芳◎著	260 元
JP0021	正念瑜伽	法蘭克・裘德・巴奇歐◎著	399 元
JP0022	原諒的禪修	傑克・康菲爾德◎著	250 元
JP0023	佛經語言初探	竺家寧◎著	280 元
JP0024	達賴喇嘛禪思 365	達賴喇嘛◎著	330 元
JP0025	佛教一本通	蓋瑞・賈許◎著	499 元
JP0026	星際大戰・佛部曲	馬修・波特林◎著	250 元
JP0027	全然接受這樣的我	塔拉・布萊克◎著	330 元
JP0028	寫給媽媽的佛法書	莎拉・娜塔莉◎著	300 元
JP0029	史上最大佛教護法－阿育王傳	德千汪莫◎著	230 元
JP0030	我想知道什麼是佛法	圖丹・卻淮◎著	280 元
JP0031	優雅的離去	蘇希拉・布萊克曼◎著	240 元
JP0032	另一種關係	滿亞法師◎著	250 元
JP0033	當禪師變成企業主	馬可・雷瑟◎著	320 元
JP0034	智慧 81	偉恩・戴爾博士◎著	380 元
JP0035	覺悟之眼看起落人生	金菩提禪師◎著	260 元
JP0036	貓咪塔羅算自己	陳念萱◎著	520 元
JP0037	聲音的治療力量	詹姆斯・唐傑婁◎著	280 元
JP0038	手術刀與靈魂	艾倫・翰彌頓◎著	320 元
JP0039	作為上師的妻子	黛安娜・J・木克坡◎著	450 元

JP0040	狐狸與白兔道晚安之處	庫特・約斯特勒◎著	280 元
JP0041	從心靈到細胞的療癒	喬思・慧麗・赫克◎著	260 元
JP0042	27% 的獲利奇蹟	蓋瑞・賀許伯格◎著	320 元
JP0043	你用對專注力了嗎？	萊斯・斐米博士◎著	280 元
JP0044	我心是金佛	大行大禪師◎著	280 元
JP0045	當和尚遇到鑽石 2	麥可・羅區格西◎等著	280 元
JP0046	雪域求法記	邢肅芝（洛桑珍珠）◎口述	420 元
JP0047	你的心是否也住著一隻黑狗？	馬修・約翰史東◎著	260 元
JP0048	西藏禪修書	克莉絲蒂・麥娜麗喇嘛◎著	300 元
JP0049	西藏心瑜伽 2	克莉絲蒂・麥娜麗喇嘛◎等著	300 元
JP0050	創作，是心靈療癒的旅程	茱莉亞・卡麥隆◎著	350 元
JP0051	擁抱黑狗	馬修・約翰史東◎著	280 元
JP0052	還在找藉口嗎？	偉恩・戴爾博士◎著	320 元
JP0053	愛情的吸引力法則	艾莉兒・福特◎著	280 元
JP0054	幸福的雪域宅男	原人◎著	350 元
JP0055	貓馬麻	阿義◎著	350 元
JP0056	看不見的人	中沢新一◎著	300 元
JP0057	內觀瑜伽	莎拉・鮑爾斯◎著	380 元
JP0058	29 個禮物	卡蜜・沃克◎著	300 元
JP0059	花仙療癒占卜卡	張元貞◎著	799 元
JP0060	與靈共存	詹姆斯・范普拉◎著	300 元
JP0061	我的巧克力人生	吳佩容◎著	300 元
JP0062	這樣玩，讓孩子更專注、更靈性	蘇珊・凱瑟・葛凌蘭◎著	350 元
JP0063	達賴喇嘛送給父母的幸福教養書	安娜・芭蓓蔻爾・史蒂文・李斯◎著	280 元
JP0064	我還沒準備說再見	布蕾克・諾爾&帕蜜拉・D・布萊爾◎著	380 元
JP0065	記憶人人 hold 得住	喬許・佛爾◎著	360 元
JP0066	菩曼仁波切	林建成◎著	320 元
JP0067	下面那裡怎麼了？	莉莎・瑞金◎著	400 元
JP0068	極密聖境・仰桑貝瑪貴	邱常梵◎著	450 元
JP0069	停心	釋心道◎著	380 元
JP0070	聞盡	釋心道◎著	380 元
JP0071	如果你對現況感到倦怠……	威廉・懷克羅◎著	300 元
JP0072	希望之翼： 倖存的奇蹟，以及雨林與我的故事	茱莉安・柯普科◎著	380 元
JP0073	我的人生療癒旅程	鄧嚴◎著	260 元
JP0074	因果，怎麼一回事？	釋見介◎著	240 元
JP0075	皮克斯動畫師之紙上動畫《羅摩衍那》	桑傑・帕特爾◎著	720 元
JP0076	寫，就對了！	茱莉亞・卡麥隆◎著	380 元

JP0077	願力的財富	釋心道◎著	380 元
JP0078	當佛陀走進酒吧	羅卓・林茲勒◎著	350 元
JP0079	人聲，奇蹟的治癒力	伊凡・德・布奧恩◎著	380 元
JP0080	當和尚遇到鑽石 3	麥可・羅區格西◎著	400 元
JP0081	AKASH 阿喀許靜心 100	AKASH 阿喀許◎著	400 元
JP0082	世上是不是有神仙：生命與疾病的真相	樊馨蔓◎著	300 元
JP0083	生命不僅僅如此—辟穀記（上）	樊馨蔓◎著	320 元
JP0084	生命可以如此—辟穀記（下）	樊馨蔓◎著	420 元
JP0085	讓情緒自由	茱迪斯・歐洛芙◎著	420 元
JP0086	別癌無恙	李九如◎著	360 元
JP0087	甚麼樣的業力輪迴，造就現在的你	芭芭拉・馬丁＆狄米崔・莫瑞提斯◎著	420 元
JP0088	我也有聰明數學腦：15 堂課激發被隱藏的競爭力	盧采嫻◎著	280 元
JP0089	與動物朋友心傳心	羅西娜・瑪利亞・阿爾克蒂◎著	320 元
JP0090	法國清新舒壓著色畫 50：繽紛花園	伊莎貝爾・熱志－梅納＆紀絲蘭・史朵哈＆克萊兒・摩荷爾－法帝歐◎著	350 元
JP0091	法國清新舒壓著色畫 50：療癒曼陀羅	伊莎貝爾・熱志－梅納＆紀絲蘭・史朵哈＆克萊兒・摩荷爾－法帝歐◎著	350 元
JP0092	風是我的母親	熊心、茉莉・拉肯◎著	350 元
JP0093	法國清新舒壓著色畫 50：幸福懷舊	伊莎貝爾・熱志－梅納＆紀絲蘭・史朵哈＆克萊兒・摩荷爾－法帝歐◎著	350 元
JP0094	走過倉央嘉措的傳奇：尋訪六世達賴喇嘛的童年和晚年，解開情詩活佛的生死之謎	邱常梵◎著	450 元
JP0095	【當和尚遇到鑽石 4】愛的業力法則：西藏的古老智慧，讓愛情心想事成	麥可・羅區格西◎著	450 元
JP0096	媽媽的公主病：活在母親陰影中的女兒，如何走出自我？	凱莉爾・麥克布萊德博士◎著	380 元
JP0097	法國清新舒壓著色畫 50：璀璨伊斯蘭	伊莎貝爾・熱志－梅納＆紀絲蘭・史朵哈＆克萊兒・摩荷爾－法帝歐◎著	350 元
JP0098	最美好的都在此刻：53 個創意、幽默、找回微笑生活的正念練習	珍・邱禪・貝斯醫生◎著	350 元
JP0099	愛，從呼吸開始吧！回到當下、讓心輕安的禪修之道	釋果峻◎著	300 元
JP0100	能量曼陀羅：彩繪內在寧靜小宇宙	保羅・霍伊斯坦、狄蒂・羅恩◎著	380 元
JP0101	爸媽何必太正經！幽默溝通，讓孩子正向、積極、有力量	南琦◎著	300 元
JP0102	舍利子，是甚麼？	洪宏◎著	320 元
JP0103	我隨上師轉山：蓮師聖地溯源朝聖	邱常梵◎著	460 元
JP0104	光之手：人體能量場療癒全書	芭芭拉・安・布藍能◎著	899 元

JP0105	在悲傷中還有光： 失去珍愛的人事物，找回重新聯結的希望	尾角光美◎著	300 元
JP0106	法國清新舒壓著色畫 45：海底嘉年華	小姐們◎著	360 元
JP0108	用「自主學習」來翻轉教育！ 沒有課表、沒有分數的瑟谷學校	丹尼爾．格林伯格◎著	300 元
JP0109	Soppy 愛賴在一起	菲莉帕．賴斯◎著	300 元
JP0110	我嫁到不丹的幸福生活：一段愛與冒險的故事	琳達．黎明◎著	350 元
JP0111	TTouch® 神奇的毛小孩按摩術——狗狗篇	琳達．泰林頓瓊斯博士◎著	320 元
JP0112	戀瑜伽．愛素食：覺醒，從愛與不傷害開始	莎朗．嘉儂◎著	320 元
JP0113	TTouch® 神奇的毛小孩按摩術——貓貓篇	琳達．泰林頓瓊斯博士◎著	320 元
JP0114	給禪修者與久坐者的痠痛舒緩瑜伽	琴恩．厄爾邦◎著	380 元
JP0115	純植物．全食物：超過百道零壓力蔬食食譜， 找回美好食物真滋味，心情、氣色閃亮亮	安潔拉．立頓◎著	680 元
JP0116	一碗粥的修行： 從禪宗的飲食精神，體悟生命智慧的豐盛美好	吉村昇洋◎著	300 元
JP0117	綻放如花——巴哈花精靈性成長的教導	史岱方．波爾◎著	380 元
JP0118	貓星人的華麗狂想	馬喬．莎娜◎著	350 元
JP0119	直面生死的告白—— 一位曹洞宗禪師的出家緣由與說法	南直哉◎著	350 元
JP0120	OPEN MIND！房樹人繪畫心理學	一沙◎著	300 元
JP0121	不安的智慧	艾倫．W．沃茨◎著	280 元
JP0122	寫給媽媽的佛法書： 不煩不憂照顧好自己與孩子	莎拉．娜塔莉◎著	320 元
JP0123	當和尚遇到鑽石 5：修行者的祕密花園	麥可．羅區格西◎著	320 元
JP0124	貓熊好療癒：這些年我們一起追的圓仔～～ 頭號「圓粉」私密日記大公開！	周咪咪◎著	340 元
JP0125	用血清素與眼淚消解壓力	有田秀穗◎著	300 元
JP0126	當勵志不再有效	金木水◎著	320 元
JP0127	特殊兒童瑜伽	索妮亞．蘇瑪◎著	380 元
JP0128	108 大拜式	JOYCE（翁憶珍）◎著	380 元
JP0129	修道士與商人的傳奇故事： 經商中的每件事都是神聖之事	特里．費爾伯◎著	320 元
JP0130	靈氣實用手位法—— 西式靈氣系統創始者林忠次郎的療癒技術	林忠次郎、山口忠夫、 法蘭克．阿加伐．彼得◎著	450 元
JP0131	你所不知道的養生迷思——治其病要先明其 因，破解那些你還在信以為真的健康偏見！	曾培傑、陳創濤◎著	450 元
JP0132	貓僧人：有什麼好煩惱的喵～	御誕生寺（ごたんじょうじ）◎著	320 元
JP0133	昆達里尼瑜伽——永恆的力量之流	莎克蒂．帕瓦．考爾．卡爾薩◎著	599 元

JP0134	尋找第二佛陀・良美大師—— 探訪西藏象雄文化之旅	寧艷娟◎著	450 元
JP0135	聲音的治療力量： 修復身心健康的咒語、唱誦與種子音	詹姆斯・唐傑婁◎著	300 元
JP0136	一大事因緣：韓國頂峰無無禪師的不二慈悲 與智慧開示（特別收錄禪師台灣行腳對談）	頂峰無無禪師、 天真法師、玄玄法師◎著	380 元
JP0137	運勢決定人生——執業 50 年、見識上萬客戶 資深律師告訴你翻轉命運的智慧心法	西中　務◎著	350 元
JP0138	心靈花園：祝福、療癒、能量—— 七十二幅滋養靈性的神聖藝術	費絲・諾頓◎著	450 元
JP0139	我還記得前世	凱西・伯德◎著	360 元
JP0140	我走過一趟地獄	山姆・博秋茲◎著 貝瑪・南卓・泰耶◎繪	699 元
JP0141	寇斯的修行故事	莉迪・布格◎著	300 元
JP0142	全然接受這樣的我： 18 個放下憂慮的禪修練習	塔拉・布萊克◎著	360 元
JP0143	如果用心去愛，必然經歷悲傷	喬安・凱恰托蕊◎著	380 元
JP0144	媽媽的公主病： 活在母親陰影中的女兒，如何走出自我？	凱莉爾・麥克布萊德博士◎著	380 元
JP0145	創作，是心靈療癒的旅程	茱莉亞・卡麥隆◎著	380 元
JP0146	一行禪師　與孩子一起做的正念練習： 灌溉生命的智慧種子	一行禪師◎著	450 元

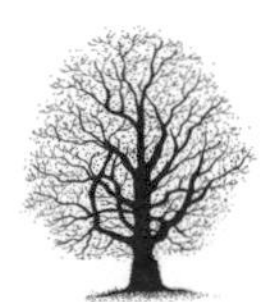

HEALING FROM THE SOURCE:The Science and Lore of Tibetan Medicine
by Dr. Yeshi Dhonden and Translated and edited by B. Alan Wallace

Published by arrangement with Shambhala Publications, Inc.
4720 Walnut Street #106 Boulder,CO 80301, USA,
www.shambhala.com
through Bardon-Chinese Media Agency

眾生系列　JP0147

達賴喇嘛的御醫，告訴你治病在心的藏醫學智慧！

Healing from the Source: The Science and Lore of Tibetan Medicine

作　　者／益西・東登醫師（Dr. Yeshi Dhonden）
英譯彙編／艾倫・華勒士（B. Alan Wallace）
中　　譯／普賢法譯小組
責任編輯／游璧如
業　　務／顏宏紋

總 編 輯／張嘉芳
出　　版／橡樹林文化
城邦文化事業股份有限公司
104 台北市民生東路二段 141 號 5 樓
電話：(02)2500-7696　傳眞：(02)2500-1951
發　　行／英屬蓋曼群島商家庭傳媒股份有限公司城邦分公司
104 台北市中山區民生東路二段 141 號 2 樓
客服服務專線：(02)25007718；25001991
24 小時傳眞專線：(02)25001990；25001991
服務時間：週一至週五上午 09:30 ～ 12:00；下午 13:30 ～ 17:00
劃撥帳號：19863813　戶名：書虫股份有限公司
讀者服務信箱：service@readingclub.com.tw
香港發行所／城邦（香港）出版集團有限公司
香港灣仔駱克道 193 號東超商業中心 1 樓
電話：(852)25086231　傳眞：(852)25789337
Email: hkcite@biznetvigator.com
馬新發行所／城邦（馬新）出版集團【Cité (M) Sdn.Bhd. (458372 U)】
41, Jalan Radin Anum, Bandar Baru Sri Petaling,
57000 Kuala Lumpur, Malaysia.
電話：(603) 90578822　傳眞：(603) 90576622
Email：cite@cite.com.my

內頁排版／歐陽碧智
封面設計／兩棵酸梅
印　　刷／韋懋實業有限公司

初版一刷／ 2018 年 9 月
初版二刷／ 2020 年 9 月
ISBN ／ 978-986-5613-82-2
定價／ 380 元

城邦讀書花園
www.cite.com.tw

國家圖書館出版品預行編目（CIP）資料

達賴喇嘛的御醫，告訴你治病在心的藏醫學智慧！／益西・東登(Yeshi Dhonden)作；艾倫.華勒士(B. Alan Wallace)英譯；普賢法譯小組中譯. -- 初版. -- 臺北市：橡樹林文化，城邦文化出版：家庭傳媒城邦分公司發行，2018.09
面；　公分. --（衆生；JP0147）
譯自：Healing from the Source: The Science and Lore of Tibetan Medicine
ISBN 978-986-5613-82-2

1. 藏醫

413.0926　　107014840

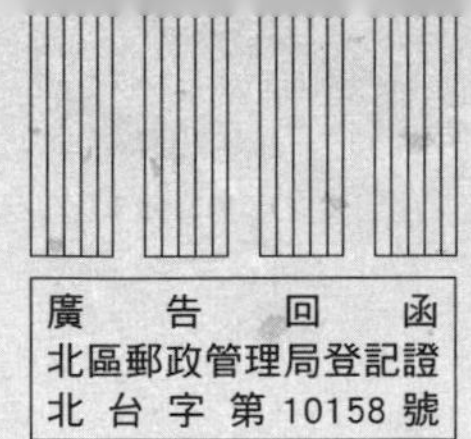

郵資已付　免貼郵票

104 台北市中山區民生東路二段 141 號 5 樓

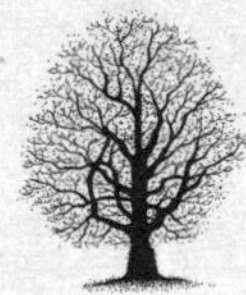

城邦文化事業股份有限公司

橡樹林出版事業部　收

請沿虛線剪下對折裝訂寄回，謝謝！

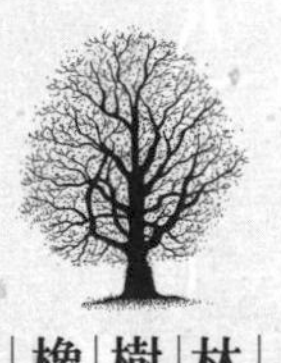

|橡|樹|林|

書名：達賴喇嘛的御醫，告訴你治病在心的藏醫學智慧！

書號：JP0147

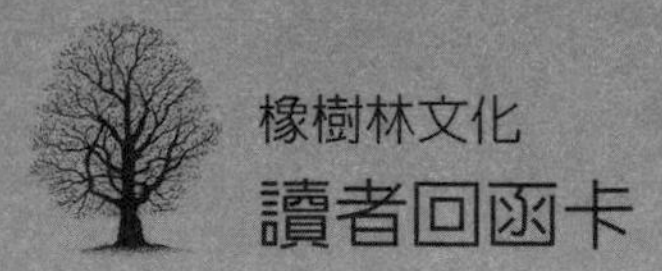

橡樹林文化

讀者回函卡

感謝您對橡樹林出版社之支持，請將您的建議提供給我們參考與改進；請別忘了給我們一些鼓勵，我們會更加努力，出版好書與您結緣。

姓名：＿＿＿＿＿＿＿＿ □女 □男 生日：西元＿＿＿＿＿年

Email：＿＿＿＿＿＿＿＿＿＿＿＿＿＿＿＿＿＿＿＿

●您從何處知道此書？

□書店 □書訊 □書評 □報紙 □廣播 □網路 □廣告 DM

□親友介紹 □橡樹林電子報 □其他＿＿＿＿＿＿＿

●您以何種方式購買本書？

□誠品書店 □誠品網路書店 □金石堂書店 □金石堂網路書店

□博客來網路書店 □其他＿＿＿＿＿＿＿

●您希望我們未來出版哪一種主題的書？（可複選）

□佛法生活應用 □教理 □實修法門介紹 □大師開示 □大師傳記

□佛教圖解百科 □其他＿＿＿＿＿＿＿

●您對本書的建議：

＿＿＿＿＿＿＿＿＿＿＿＿＿＿＿＿＿＿＿＿

＿＿＿＿＿＿＿＿＿＿＿＿＿＿＿＿＿＿＿＿

＿＿＿＿＿＿＿＿＿＿＿＿＿＿＿＿＿＿＿＿

非常感謝您提供基本資料，基於行銷及客戶管理或其他合於營業登記項目或章程所定業務需要之目的，家庭傳媒集團（即英屬蓋曼群商家庭傳媒股分有限公司城邦分公司、城邦文化事業股分有限公司、書虫股分有限公司、墨刻出版股分有限公司、城邦原創股分有限公司）於本集團之營運期間及地區內，將不定期以 MAIL 訊息發送方式，利用您的個人資料於提供讀者產品相關之消費與活動訊息，如您有依照個資法第三條或其他需服務之務，得致電本公司客服。

我已經完全了解左述內容，並同意本人資料依上述範圍內使用。

＿＿＿＿＿＿＿＿＿＿（簽名）